Craig Goodman

Técnica de Análise da Atividade EEG aplicada a Jovens e Idosos

Craig Goodman

Técnica de Análise da Atividade EEG aplicada a Jovens e Idosos

ScienciaScripts

This book is a translation from the original published under ISBN 978-620-2-05991-6.

Publisher:
Sciencia Scripts
is a trademark of
Dodo Books Indian Ocean Ltd. and OmniScriptum S.R.L publishing group

120 High Road, East Finchley, London, N2 9ED, United Kingdom
Str. Armeneasca 28/1, office 1, Chisinau MD-2012, Republic of Moldova, Europe
Printed at: see last page
ISBN: 978-620-7-90365-8

ÍNDICE

Capítulo 1   7

Capítulo 2   23

Capítulo 3   24

Capítulo 4   25

Capítulo 5   33

Capítulo 6   57

Resumo

Técnica de Análise da Atividade Evocada e de Fundo do EEG aplicada a Jovens e Idosos

Antecedentes - A análise da atividade cerebral registada no couro cabeludo, tanto no EEG contínuo como em resposta a estímulos sensoriais, tem-se revelado continuamente problemática para os investigadores em termos de identificação e análise de componentes em resposta a estímulos sensoriais. Isto deve-se ao nível relativamente elevado de atividade de fundo do EEG, que proporciona uma baixa relação sinal/ruído (SNR), bem como à elevada variabilidade dos ensaios de resposta única em termos das suas latências e amplitudes. A abordagem mais comum para o estudo da atividade EEG em resposta a estímulos repetidos é a utilização de potenciais evocados (EPs) médios. Este método, no entanto, contribui para a perda de informações valiosas, como a variação momento a momento em relação ao tempo (ou seja, jitter), e da mesma forma em relação à amplitude. É provável que estas variações contenham informações importantes sobre a função cerebral e não devem ser ignoradas aquando da investigação de diferentes grupos ou patologias. Uma outra técnica baseia-se na análise da frequência do EEG e do PE. No entanto, também esta pode ser problemática no que diz respeito à atividade cerebral cortical em momentos específicos, uma vez que o aspeto integrativo no tempo desta forma de análise não aborda as variações de tentativa para tentativa, tal como a técnica utilizada para o cálculo da média convencional. Para ultrapassar os problemas gerados pelo cálculo convencional da média dos potenciais evocados, foram desenvolvidas novas técnicas neste laboratório.

Métodos - As novas técnicas são uma abordagem mais simplificada da análise de varreduras de resposta única, que foi desenvolvida na esperança de fornecer uma alternativa mais prática e menos pesada, sem sacrificar informações importantes sobre a atividade eléctrica do córtex. As técnicas baseiam-se em descrições estatísticas dos tempos e das amplitudes das deflexões do EEG registadas antes (background) e depois (evoked) de uma série de estímulos. Estas técnicas foram aplicadas a sujeitos normais jovens (18-30 anos) e idosos (65-80 anos), utilizando um estímulo visual de tabuleiro de xadrez invertido. Os componentes do PEV (N1, P1, N2), foram analisados em sujeitos jovens e idosos utilizando estas novas técnicas. A janela de análise foi de 300 ms antes e 1000 ms depois de cada estímulo desencadeado, e o conteúdo de frequência do registo foi limitado por um filtro passa-banda de 1-30 Hz (com suavização adicional por um algoritmo). Um único ensaio (EEG registado antes e depois de cada estímulo) foi definido como uma sequência de eventos (deflexões), cada um com uma coordenada de tempo (em relação ao estímulo), polaridade e amplitude. Estes ensaios foram quantificados por algoritmos informáticos, que detectaram todas as deflexões positivas e negativas ao longo do registo. Os tempos das deflexões positivas e negativas foram calculados para todas as varreduras (tentativas de estímulo) numa única sessão (n=300 tentativas) para um determinado sujeito. As distribuições temporais das deflexões (separadamente para as positivas e negativas), designadas por Distribuições temporais das deflexões, bem como as distribuições separadas das amplitudes das deflexões, designadas por Perfis de amplitude, foram construídas em função do tempo, com uma largura de caixa de 6 ms. Foi calculada a média de seis sessões de registo diferentes do mesmo sujeito.

Resultados - Os idosos apresentaram uma taxa de atividade de fundo mais elevada do que os jovens em todos os 16 locais dos eléctrodos. As amplitudes das deflexões durante o período pré-estímulo (fundo) foram maiores nos jovens do que nos idosos nos eléctrodos parietais e occipitais. Nos idosos, a taxa de deflexões durante o período de atividade evocada (50-350 ms após o estímulo) foi menor do que durante o período pré-estímulo (fundo) de 300 ms. Nos indivíduos jovens não se verificou esta diferença nas taxas de deflexão. O período global da atividade evocada no elétrodo Oz começou significativamente mais cedo nos jovens, o que parece dever-se à presença de um pico positivo mais precoce, com cerca de 70 ms. Isso não foi observado nos idosos. A análise dos três componentes do PEV (N1, P1 e N2), utilizando as distribuições temporais das deflexões, revelou uma variabilidade significativamente maior nos idosos para os componentes N1 e P1, bem como desvios-padrão significativamente maiores da latência média para os três componentes (N1, P1 e N2). O inverso ocorreu com os jovens, que apresentaram maior bloqueio temporal do estímulo e regiões temporais mais estreitas relacionadas aos componentes N1, P1 e N2 do PEV no eletrodo Oz. Os jovens também apresentaram amplitudes de pico significativamente maiores para as deflexões dentro dos Perfis de Amplitude relacionadas aos componentes N1 e P1 do que os idosos. As amplitudes medidas utilizando os Perfis de Amplitude foram significativamente mais elevadas do que as amplitudes encontradas nas médias convencionais derivadas dos mesmos dados, ilustrando a distorção causada pelo cálculo da média. Além disso, os rácios das amplitudes médias dos Perfis de Amplitude do período evocado em comparação com as amplitudes médias durante a atividade de fundo (pré-estímulo) para os três componentes da resposta foram superiores a um, indicando que existe amplificação durante o período evocado. Este grau de amplificação (rácio) foi maior nos indivíduos jovens para N1 e P1 e a diferença foi significativa para a onda N1. Nem todas as tentativas de estímulo contribuíram com deflexões para os componentes da atividade evocada e esses dois subconjuntos de tentativas de estímulo puderam ser analisados separadamente.

Conclusão - Os novos métodos fornecem uma grande quantidade de informação adicional sobre as diferenças relacionadas com a idade entre jovens e idosos na atividade cortical relacionada com a resposta e com a atividade de fundo que não está disponível quando se analisam os dados utilizando apenas a média convencional. Esta técnica conseguiu diferenciar a atividade de fundo da atividade evocada, identificar o início e o fim de cada componente da atividade evocada, indicando quais os ensaios de estímulos específicos que deram origem a uma resposta detetável ao estímulo e quais os que não deram. Isto conduziu a avaliações estatísticas das variações de tempo e amplitude das respostas de um único ensaio.

Por último, a técnica permitiu compreender os mecanismos de geração do PE, mostrando que um fator importante é o bloqueio temporal das deflexões aleatórias do EEG em curso de frequência mais elevada e, além disso, a sua amplificação. A técnica convencional de PE é também melhorada ao utilizar apenas os ensaios de estímulo que contribuem com deflexões para os vários componentes da resposta. Por conseguinte, é provável que permita aos investigadores aceder a informações importantes relativas a diferenças fisiológicas subjacentes numa vasta gama de grupos, bem como a vários tipos de neuropatologia que, de outro modo, não seriam possíveis utilizando as formas de análise mais convencionais.

Abreviaturas

APs - action potentials
ECG - electrocardiogram
EEG - electroencephalogram
EMG - electromyogram
EOG - electro-oculogram
EP - evoked potentials
EPSP - excitatory postsynaptic potentials
ERPs - event related potentials
IPSP - inhibitory postsynaptic potential
PREPs - pattern reversal evoked potentials
SNR - signal to noise ratio
SL - subjective threshold
VEP - visual evoked potentials

Capítulo 1

Técnica de Análise da Atividade Evocada e de Fundo do EEG aplicada a Jovens e Idosos

Introdução

Uma técnica utilizada para a exploração do funcionamento do cérebro nos seres humanos é o registo da atividade eléctrica da superfície do couro cabeludo com a utilização de eléctrodos, conhecido como eletroencefalograma (EEG), que representa a atividade cerebral acompanhada de alterações eléctricas e, se houver um estímulo sensorial, de potenciais evocados (PE). A eletroencefalografia fornece um método não invasivo para o estudo da atividade eléctrica contínua ou espontânea do cérebro. A origem das alterações da atividade eléctrica encontradas no EEG está relacionada com a estrutura e a função das células do córtex cerebral que geram a atividade. Os neurónios são a principal fonte geradora da atividade eléctrica no córtex cerebral que se encontra no EEG e no PE. Estima-se que o córtex cerebral contenha um total de aproximadamente 5×10^{10} neurónios, sendo que uma placa de córtex com um volume de $1mm^3$ contém aproximadamente 40.000 neurónios e $8 - 10^8$ sinapses. Cada neurónio recebe aproximadamente 20.000 entradas pré-sinápticas, 18.000 das quais são excitatórias e 2.000 são inibitórias (Kiloh et al., 1981).

O EEG reflecte as alterações de uma carga eléctrica constante na membrana celular dos neurónios corticais, em resultado de impulsos provenientes de outros neurónios através de axónios que terminam numa sinapse, a qual, por sua vez, liberta um neurotransmissor através da fenda sináptica para a membrana neuronal pós-sináptica, que produz alterações no potencial de membrana. A interação dos neurotransmissores com os locais receptores pós-sinápticos produz uma alteração transitória do potencial de membrana. O potencial de membrana pode despolarizar-se, o que é conhecido como potencial pós-sináptico excitatório (EPSP), que ocorre devido a um aumento da permeabilidade da membrana ao sódio e a outros iões na zona recetora, ou hiperpolarizar o potencial de membrana, conhecido como potencial pós-sináptico inibitório (IPSP), que é causado

por um aumento da permeabilidade aos iões potássio e cloreto, ambos os quais ocorrem nos

neurónios corticais como resultado da entrada talamocortical e outras. Grande parte da atividade

rítmica observada no EEG contínuo em vários estados fisiológicos é influenciada por um

pacemaker talâmico que, durante a "ativação" ou uma alteração no estado fisiológico do indivíduo,

pode abolir as descargas rítmicas nos núcleos talâmicos, fazendo com que os potenciais corticais se

tornem dessincronizados (Kiloh et al., 1981). Estes potenciais pós-sinápticos podem durar até mais

de 100 ms, e são subsequentemente somados em diferentes partes do corpo celular (para revisão ver

Hillyard e Picton, 1987). O EEG contínuo que é registado no couro cabeludo representa estes

potenciais dendríticos sinápticos. Grande parte da atividade pós-sináptica é causada ou

"desencadeada" por potenciais de ação (PA). Aparentemente, os PAs não contribuem para os

potenciais extracelulares, uma vez que o "pico" produzido é breve (aproximadamente 1-3 ms) e

raramente demonstra disparo síncrono entre células adjacentes, sendo, portanto, improvável que

ocorra qualquer somatório suficiente dos potenciais que possa ser detectado na superfície do couro

cabeludo (Niedermeyer e Lopes da Silva, 1987).

A atividade eléctrica pode ser registada através da utilização de eléctrodos no couro cabeludo, uma

vez que os campos eléctricos são gerados principalmente pelo córtex cerebral, que é a camada

exterior do cérebro, onde os dendritos neuronais se estendem através da maioria das camadas do

córtex, e os neurónios das células piramidais tendem a estar estreitamente agrupados, com os

dendritos apicais orientados paralelamente uns aos outros, facilitando a soma espacial das correntes

geradas por grupos de neurónios, criando campos eléctricos, que são referidos como potenciais de

campo. Alguns padrões de ativação da membrana celular produzem apenas correntes locais ou

campos eléctricos "fechados", pelo que são incapazes de gerar campos potenciais à distância. Em

contrapartida, um campo "aberto" é gerado quando as correntes fluem para além da limites dos

grupos de células activas e dos seus processos. Isto permite que parte da corrente passe através das coberturas meníngeas, do líquido cefalorraquidiano e do crânio até ao couro cabeludo, onde pode

ser registada (Hillyard e Picton, 1987).

O EEG (e o PE) é normalmente registado através da aplicação de eléctrodos no couro

cabeludo. É utilizada uma "montagem" para ligar os eléctrodos a diferentes canais de registo.

Normalmente, é utilizada uma montagem "referencial" em que cada canal regista a diferença entre

um elétrodo do couro cabeludo e uma referência comum. Os campos eléctricos são continuamente

gerados no cérebro, emitindo potenciais que se propagam a todas as áreas do couro cabeludo. Por

conseguinte, não existe nenhum local no couro cabeludo onde não possa ser registada alguma

atividade eléctrica. Isto exige que os investigadores encontrem uma localização "inativa" para os

eléctrodos de referência que não reflicta a atividade eléctrica do córtex. Os investigadores tendem a

utilizar a orelha ligada (mastóides), enquanto outros utilizam a ponta do nariz como eléctrodos de

referência. Também são utilizadas montagens bipolares, que registam a atividade eléctrica entre

dois eléctrodos (Picton et al., 1995). O "sistema 10-20" internacional é normalmente utilizado para

a colocação de eléctrodos para registos neurofisiológicos em locais fixos, acordados

internacionalmente, que foram propostos pela American Electroencephalographic Society (1991)

(ver Figura 1).

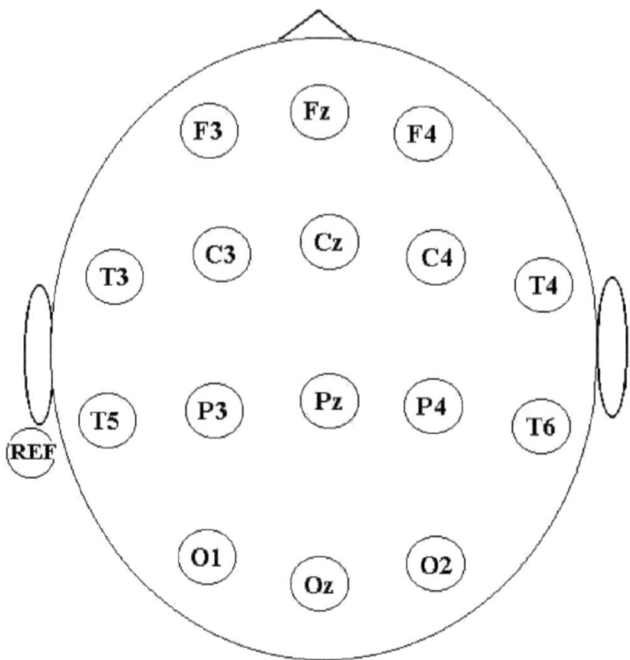

Figura 1. Diagrama do sistema internacional "10-20" de colocação de eléctrodos do couro cabeludo para registos neurofisiológicos em locais fixos, acordados internacionalmente, que foram propostos pela Sociedade Americana de Eletroencefalografia (1991). Os eléctrodos consistiam em dezasseis locais de eléctrodos monopolares: Fz, F3, F4, Cz, C3, C4, T3, T4, T5, T6, Pz, P3, P4, O1, O2 e Oz, sendo que o eletrodo de referência foi colocado na mastoide esquerda. O elétrodo de terra foi colocado na testa. Foram colocados eléctrodos à volta dos olhos para registo do electro-oculograma (EOG) vertical e horizontal.

A amplitude dos sinais eléctricos que são registados através dos eléctrodos do couro cabeludo é pequena (dezenas a centenas de microvolts) e precisa de ser amplificada. Os amplificadores diferenciais são normalmente utilizados para amplificar os sinais eléctricos captados pelos eléctrodos do couro cabeludo. Os sinais eléctricos são ligados à fase de entrada através de dois cabos.

Como o sinal é amplificado entre dois cabos de entrada, é referido como estando em *modo diferencial*. Mantém-se um equilíbrio entre as duas metades de um amplificador diferencial durante todo o registo, o que se destina a minimizar a amplificação de quaisquer sinais *de modo comum*, como a interferência da rede eléctrica (linha), que está em *fase* em ambos os cabos de entrada e, por conseguinte, tende a ser cancelada. Os filtros também são utilizados para excluir a atividade

eléctrica registada de frequências relativamente altas ou baixas abaixo e para além da gama de

frequências EEG (0,5-40 Hz). Os filtros podem ajudar a obter uma representação mais clara da

atividade EEG com uma distorção mínima de fontes eléctricas não relacionadas com a atividade

cortical (Hillyard e Picton, 1987).

Uma fonte de ruído que prevalece nos registos EEG e EP é o artefacto ocular. Os artefactos

oculares representam a atividade eléctrica devida a movimentos oculares e pestanejos que ocorrem

simultaneamente com a forma de onda do EEG ou do PE. Uma técnica que se destina a minimizar

os artefactos oculares é o registo do electro-oculograma (EOG). O EOG é registado utilizando

eléctrodos separados que são fixados simetricamente acima e abaixo e de cada lado dos olhos, de

modo a monitorizar diretamente os pestanejos e os movimentos oculares. O registo do EOG permite

a utilização de uma regressão linear para corrigir a forma de onda do EEG quanto à presença de

artefactos oculares (Semlitsch et al., 1986) Podem também ocorrer outras contaminações grosseiras

dos registos EEG produzidas pelos movimentos da língua e da mandíbula. Estes artefactos devem

ser controlados durante a realização de registos EEG, instruindo os sujeitos para não engolirem,

nem fazerem quaisquer movimentos da cabeça, e para se manterem perfeitamente imóveis durante a

sessão de registo. Os potenciais de ECG (eletrocardiograma) podem ser minimizados assegurando

que a colocação do elétrodo de referência é a ideal (ou seja, não colocado no pescoço ou nas áreas

circundantes), bem como alterando a postura do sujeito durante os registos.

O EEG normal consiste em ondas de várias frequências e amplitudes que dependem dos

estados fisiológicos do sujeito, como a vigília, a idade e a saúde do sujeito, bem como a localização

dos eléctrodos de registo. A atividade EEG aparece como ondas periódicas com frequências que

variam entre 0,5 e 40 ciclos por segundo (Hz), e com amplitudes que variam entre cinco e várias

centenas de microvolts. A atividade EEG foi classificada em quatro bandas de frequência: delta (0,5

a 3,5 Hz), teta (4 a 7 Hz), alfa (8 a 13 Hz) e beta (14 a 30 Hz). As amplitudes do ritmo alfa tendem a ser maiores (até 50 µV) em relação às amplitudes do ritmo beta que são normalmente muito baixas

(5 a 30 µV). Em regra, à medida que a frequência da atividade EEG aumenta, as amplitudes

diminuem. Os registos de um indivíduo adulto normal num estado de relaxamento com os olhos

fechados são caracterizados predominantemente pela atividade alfa, mas se o indivíduo for instruído

a abrir os olhos, a atividade torna-se menos sincronizada e aumenta de frequência, produzindo uma

atividade beta dominante que também é caracterizada por amplitudes mais baixas. A atividade das

ondas delta e teta é mais proeminente durante o sono (Willis, 1998) (ver Figura 2 - para um EEG

típico com diferentes frequências).

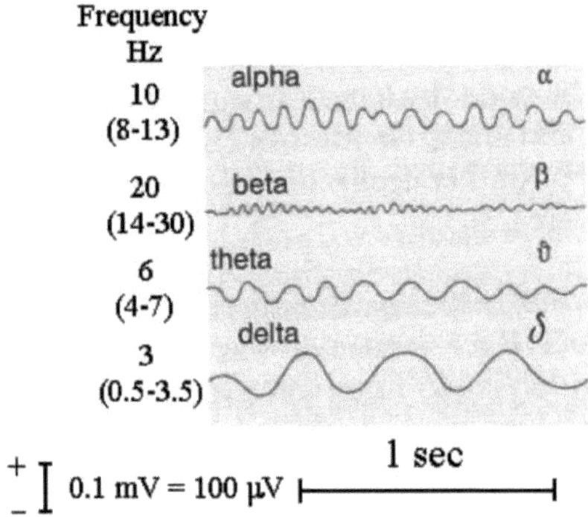

Figura 2. Exemplo de EEG típico nas quatro bandas de frequência: delta (0,5 a 3,5 Hz), teta (4 a 7 Hz), alfa (8 a 13 Hz) e beta (14 a 30 Hz).

Potenciais evocados

A técnica de registo de potenciais evocados (PEs) utilizando o EEG de um escalpe intacto é

uma das poucas técnicas de investigação disponíveis que fornece informações precisas sobre o

curso temporal da atividade neural subjacente às funções cerebrais superiores. Os PE reflectem

alterações de voltagem no EEG em curso que são bloqueadas no tempo e iniciadas por eventos

sensoriais, motores ou cognitivos. Tal como o EEG e os PA, os PE são gerados principalmente

quando há uma despolarização e possivelmente também quando há uma hiperpolarização síncrona das membranas celulares no sistema nervoso. A atividade eléctrica registada pelos eléctrodos do couro cabeludo inclui não só o PE (sinal), mas também outra atividade eléctrica contínua, espontânea e aleatória (ruído), como a do coração (ECG), dos músculos (eletromiograma-EMG) e o próprio EEG em curso. A amplitude do sinal de PE é normalmente mais pequena do que a do ruído. Por conseguinte, existe uma pequena relação sinal/ruído (SNR). Para melhorar este SNR, é necessário otimizar a magnitude do sinal e, ao mesmo tempo, reduzir o ruído. Para aumentar o sinal, são utilizados estímulos que activam sincronizadamente os geradores de PE. A sincronia temporal é um fator importante na geração de potenciais de campo (que conduzem ao PE) que são produzidos por um grupo de células. Quando há uma ativação síncrona de células geometricamente organizadas relacionada com um estímulo com um início agudo, ocorre um somatório dos campos gerados por elementos celulares individuais, que são semelhantes em sinal e orientação. Este somatório aumenta a amplitude dos potenciais de campo. Exemplos de estímulos sensoriais que levam à ativação síncrona de elementos neuronais incluem cliques (modalidade auditiva) e flashes ou tabuleiros de xadrez alternados num ecrã (visual). Para diferenciar os PE e a atividade contínua do EEG, é necessário utilizar um filtro que passe a gama de frequências de interesse (a do PE) e não a gama acima ou abaixo dessa gama, bem como calcular a média de muitos ensaios. No que diz respeito ao procedimento de cálculo da média, parte-se do princípio de que a atividade EEG é aleatória, sendo assim diferente para cada repetição do evento (ou ensaio) e, subsequentemente, diminui em amplitude com o cálculo da média. Por outro lado, o PE está ligado temporalmente ao estímulo (aparece após uma latência mais ou menos fixa), de modo que o PE é somado ao longo de apresentações repetidas do estímulo e do cálculo da média. Embora o ruído de fundo nunca seja completamente eliminado da atividade registada, o SNR é muito melhorado.

Em geral, podemos dividir os PEs registados a partir do couro cabeludo de indivíduos humanos em duas classes de PEs. Uma é de natureza exógena, o que significa que a atividade electrofisiológica é determinada pelo carácter do estímulo (por exemplo, a sua modalidade, intensidade e taxa de repetição). Relatos na literatura sugerem que os componentes exógenos do PE são tão consistentes em todos os sujeitos que pequenos desvios da estrutura típica são muito fiáveis para indicar qualquer disfunção sensorial ou neurológica (para revisão ver Hillyard e Picton, 1987). A outra forma de atividade cortical é de natureza endógena, o que significa que a atividade está relacionada com a reação cognitiva ou atitude do sujeito em resposta a um estímulo. Estas ondas endógenas são também chamadas potenciais relacionados com eventos (ERPs) e pensa-se que reflectem um processamento mais cognitivo nos seres humanos (para uma revisão, ver Picton et al., 1995). Os componentes exógenos dos PE tendem a ter latências mais curtas do que os componentes endógenos dos PRE. A nossa discussão limitar-se-á aos componentes exógenos do PE devido à natureza do estímulo utilizado no paradigma deste estudo. O PE exógeno pode ainda ser dividido em dois tipos: potenciais de ação (PA) e potenciais sináptico-dendríticos. Por exemplo, os potenciais evocados do tronco cerebral do nervo auditivo e os períodos iniciais do PE somato-sensorial representam o PA composto de axónios activados sincronizadamente. Por conseguinte, o filtro de registo passa as frequências mais elevadas dos PA (p. ex., 100-3000 Hz); requer uma maior rapidez de A a D

uma janela temporal mais curta e períodos de tempo curtos por caixa (por exemplo, até 100 µs). Assim, o EEG é filtrado. Os PE dendríticos sinápticos representam uma atividade eléctrica de frequência mais baixa, pelo que o filtro de registo passa frequências mais baixas (por exemplo, até 100 Hz), uma "janela" mais longa (por exemplo, 1000 ms) e um período de tempo mais longo por bin. Grande parte deste tipo de PE é gerado no córtex cerebral e os potenciais evocados visuais corticais (VEP) serão o tipo de PE aqui analisado.

Nomenclatura

Existem vários sistemas de nomenclatura que tentam classificar os muitos componentes complexos contidos numa forma de onda de PE. Assim, os principais componentes da forma de onda são caracterizados por uma polaridade específica (positiva ou negativa), uma amplitude que é medida em µV e uma latência (tempo decorrido após o início do estímulo). Por conseguinte, o PE é visto como uma sequência de processos activados em série que se manifestam como flutuações de potencial positivo-negativo distintas. Por exemplo, um componente P100 tipicamente encontrado em determinadas formas de onda do PEV é uma onda positiva que ocorre aproximadamente 100 ms após o estímulo.

Como a latência de um pico do PE pode variar de um sujeito para outro, a latência média do pico na população normal de sujeitos é frequentemente utilizada para designar o componente. Sob diferentes condições de tarefa e entre diferentes grupos de sujeitos, há uma maior variabilidade na latência dos componentes endógenos do que dos exógenos (para revisão ver Hillyard e Picton, 1987; Picton et al., 1995).

Análise de EEG e potenciais evocados

As duas abordagens mais comuns para a análise quantitativa da atividade do EEG e do PE utilizam os métodos da média das respostas a estímulos repetidos (para o PE) e da análise de frequências (para o EEG e o PE). Estes métodos têm certas limitações, que reduzem a sua utilidade na análise de potenciais evocados únicos. A técnica convencional de cálculo da média para o PE avalia segmentos de EEG após tentativas repetidas de estímulos reunidos numa loja comum, a fim de revelar os componentes invariantes em cada tentativa.

Esta técnica melhora a SNR, diferenciando assim a resposta específica ao estímulo bloqueada no tempo da atividade de fundo aleatória em curso no EEG. No entanto, isto é conseguido à custa da perda de informações valiosas, como a variação momento a momento em relação ao tempo (ou seja, jitter) e, de forma semelhante, em relação à amplitude. Parte-se do princípio de que estas variações contêm informações importantes sobre o funcionamento do cérebro, e seria útil não as ignorar, se possível, quando se investigam diferentes grupos ou patologias. A análise de frequência pode ser problemática no que diz respeito à atividade cerebral cortical durante um período de tempo, uma vez que o aspeto integrador desta forma de análise não aborda as variações de momento a momento.

Estes problemas podem ser ultrapassados se for encontrada uma forma de efetuar a análise de ensaios com uma única resposta. Vários procedimentos foram sugeridos por autores anteriores para a análise de tentativas individuais. A abordagem clássica (Woody, 1967) sugere que, devido à semelhança entre as formas de onda do PE médio e das respostas individuais, o PE médio pode ser utilizado como um modelo de critério para a seleção dos ensaios adequados para a análise de ensaios individuais. Assim, apenas os componentes do PE que são revelados após o cálculo da média podem ser utilizados. No entanto, sabe-se que algumas componentes podem ser distorcidas, ter uma amplitude muito reduzida ou mesmo perder-se após o cálculo da média, deixando um défice de informação possivelmente importante necessária para o estudo de ensaios individuais. Ford e Pfefferbaum (1991) e Ford et al. (1994) desenvolveram o procedimento proposto por Woody (1967) com um procedimento de seleção de sinal/ruído, fazendo corresponder o modelo de EEG não só ao período de tempo em que o sinal é esperado, mas também a um intervalo posterior (ruído) em que não é esperado qualquer sinal. Os ensaios que não passavam no rastreio eram rejeitados, excluindo assim possivelmente informações valiosas. Apesar deste e de outros trabalhos realizados nesta área, o problema da análise de um único ensaio relacionado com a atividade EEG de fundo ainda não foi resolvido. Além disso, estes métodos implicam frequentemente cálculos matemáticos complexos e pesados e uma análise exaustiva.

Estudos recentes demonstraram uma ligação entre a atividade EEG de fundo e os PE. Estes resultados levam à sugestão de que o processamento e a análise do EEG e do PE devem ser efectuados com o mesmo método para ambos os aspectos dos dados (Jansen e Brandt, 1991; Rahn e Basar, 1993; Arieli et al., 1996; Polich, 1997; Basar et al. 1997; Basar et al., 1998; Kisley e Gerstein, 1999). Jansen e Brandt (1991) examinaram os efeitos da atividade alfa pré-estímulo na resposta visual evocada média a flashes de baixa intensidade. Verificou-se uma relação entre as latências médias do potencial evocado visual e as amplitudes dos componentes N1 e P2 com a fase da atividade alfa imediatamente anterior ao estímulo, em que N1 parecia ser uma atividade alfa arrastada, enquanto o componente P2 não era um processo alfa, mas era influenciado pela quantidade de atividade alfa pré-estímulo. Rahn e Basar (1993) compararam as médias convencionais dos PEVs em resposta a estímulos de flash com as atividades de EEG das bandas alfa e teta que precederam a apresentação do estímulo. Verificaram que as amplitudes dos PEV eram afetadas qualitativamente, dependendo do conteúdo de freqüência da atividade pré-estímulo. Arieli et al. (1996) registaram imagens ópticas em tempo real, bem como potenciais de campo locais e descargas de picos de neurónios individuais no córtex do gato adulto para apresentações repetidas do mesmo estímulo, analisando a dinâmica espácio-temporal em respostas de um único ensaio à estimulação visual. Para tal, foram utilizadas grelhas em movimento e registadas a partir de microelectrodos inseridos numa área exposta do córtex visual. Foi sugerido que a variabilidade ou as alterações nos padrões da atividade evocada de tentativa para tentativa são causadas por flutuações na atividade cortical em curso, que parece ter uma grande influência no processamento sensorial. Num estudo relacionado, Kisley e Gerstein (1999) realizaram

Registos electrofisiológicos de potenciais de campo locais e trens de picos unitários no córtex auditivo de ratos anestesiados com cetamina/xilazina, utilizando a análise de componentes principais para classificar quantitativamente as formas de onda com base nos seus cursos temporais. A variabilidade entre tentativas parece ser dependente da atividade de fundo em curso, que parece modular tanto a amplitude como a latência dos potenciais de campo locais evocados e da atividade da unidade evocada. Do mesmo modo, Polich (1997) referiu que a variação do EEG de fundo contribuía para a variabilidade individual dos PEE (componente P300), utilizando um paradigma de oddball auditivo, registado tanto com os olhos abertos como com os olhos fechados. A relação entre estes dois domínios foi atribuída a uma associação entre a potência espetral e a frequência média da atividade de fundo do EEG e a amplitude e latência do componente P300 em humanos adultos. Basar et al. (1997) e Basar et al. (1998), que estudaram a atividade espontânea do EEG em relação a potenciais evocados auditivos e visuais, bem como a experiências de modalidades cruzadas em jovens humanos, sugeriram que a atividade alfa espontânea do EEG (10 Hz) não é puro ruído, como se considerava anteriormente, mas sim os padrões de oscilações alfa evocados que são iniciados por um estímulo, mas não estão ligados a ele no tempo.

Novos métodos de análise

Este estudo utiliza novos procedimentos para a análise de ensaios individuais que não se baseiam na média convencional do PE. A principal ferramenta desta abordagem é a descrição estatística do aparecimento de deflexões (picos) no EEG em curso antes e depois do início dos estímulos sensoriais. Tentou-se construir distribuições representativas da atividade de fundo e evocada em curso, semelhantes ao histograma pós-estímulo utilizado em neurofisiologia para descrever uma sequência de picos. Assim, os dados necessários para as novas técnicas de análise implicam a deteção de todas as deflexões positivas e negativas da atividade EEG em curso antes e depois do início dos estímulos sensoriais. Este método permite ao investigador examinar apenas a distribuição temporal dos acontecimentos EEG (picos, ondas), sem qualquer relação, nesta fase da análise, com a sua amplitude. Estes padrões temporais (uma distribuição temporal do aparecimento de deflexões positivas e negativas) foram designados por distribuições temporais das deflexões e são construídos para as deflexões positivas e negativas separadamente. Estas distribuições são utilizadas para a análise das duas categorias de atividade registada no couro cabeludo, uma das quais é definida como tendo origem na resposta a estímulos específicos (atividade evocada) e a outra como atividade de fundo que surgiria antes do estímulo, fazendo assim uso dos mesmos métodos de análise para a atividade de fundo e para a atividade evocada, o que era problemático para os métodos anteriormente propostos. As distribuições fornecem uma representação abrangente de toda a atividade encontrada dentro de um determinado número de tentativas individuais, sem ter de incorporar várias técnicas de estimativa que são caracterizadas por limitações inerentes e fraquezas por falta de conhecimento da SNR. Assim, estes novos tipos de análise contribuem para a diferenciação entre as deflexões relacionadas com as respostas evocadas pelo estímulo e as deflexões que representam a atividade de fundo, bem como para a comparação entre elas, proporcionando possivelmente uma abordagem inicial para a resolução do problema de longa data da análise de um único ensaio. Isto oferece uma alternativa ao cálculo convencional da média, mantendo a informação sobre a variabilidade global desta atividade cortical. Para além da análise das distribuições temporais das deflexões, podem também ser analisadas as amplitudes médias das deflexões detectadas em cada intervalo de tempo sucessivo. Esta segunda análise deve fornecer informações sobre a magnitude da atividade evocada pelo estímulo e da atividade de fundo.

Para gerar a atividade evocada que será analisada através dos novos métodos de análise, foi utilizado neste paradigma um estímulo visual sob a forma de tabuleiros de xadrez com inversão de padrões. As principais ondas exógenas dos PEs visuais que serão analisadas são os componentes

N1, P1 e N2. Desta forma, não só será analisada a atividade de fundo, mas também a sua relação com os potenciais evocados visuais (PEV). Assim, as novas técnicas de análise do EEG e do PE têm em conta as polaridades, os tempos e as amplitudes exactas de cada deflexão de cada estímulo. Por conseguinte, as técnicas aproximam-nos de uma análise de um único ensaio e fornecem informações que não são normalmente acessíveis quando se utilizam técnicas de média padrão do PE.

Antecedentes relacionados com a idade

Após a elaboração destas novas técnicas como parte deste estudo, esperamos explorar a utilidade destes novos tipos de análises para a análise do EEG e do PE em indivíduos jovens e idosos, utilizando o estímulo padrão-reversão do tabuleiro de xadrez. O estudo das alterações neurofisiológicas relacionadas com a idade é muito facilitado pela utilização da investigação do EEG, que fornece uma melhor medida dos aspectos temporais do processamento da informação do que as medidas comportamentais (Taylor, 1995). As aplicações da técnica recentemente proposta podem ser exploradas através da comparação entre jovens e idosos, sendo de esperar que ocorram diferenças com base em numerosas alterações biopatológicas que estão associadas ao envelhecimento normal. A base para a expetativa de diferenças no EEG entre jovens e idosos baseia-se em grande parte nos resultados obtidos a partir do EEG por análise espetral. As diferenças de PE relacionadas com a idade baseiam-se em grande parte em estudos que compararam as médias convencionais de PE em dois grupos de indivíduos (jovens e idosos). Seria de esperar que esta nova técnica de análise da atividade do EEG revelasse diferenças importantes tanto na atividade evocada como na atividade de fundo entre os jovens e os idosos.

Os resultados de autópsias e tomografias computorizadas mostram que o peso e o volume do cérebro diminuem continuamente com a idade, mesmo em pessoas saudáveis

indivíduos (para revisões, ver Braak e Braak, 1988; Giaquinto, 1988). O processo de envelhecimento tem sido referido como um abrandamento contínuo e uniforme da transmissão neural (atraso sináptico), que se caracteriza por alterações na função dos neurotransmissores, tais como a diminuição da quantidade de transmissores excitatórios e inibitórios e/ou das enzimas que lhes estão associadas (para uma revisão, ver Iwangoff et al., 1980; Giaquinto, 1988; Giacobini, 1990; e Schroder et al. 1991). Foi também sugerido que estas várias alterações biopatológicas relacionadas com a idade acima mencionadas causam uma diminuição da velocidade de condução nos nervos periféricos e nas vias centrais, o que tem sido amplamente referido no que respeita aos idosos (Downie e Newell, 1961; Buchthal e Rosenfalck, 1966; Celesia e Daly, 1977, Drechsler, 1978; Dorfman e Bosley, 1979, Kazis et al. 1983). Além disso, os resultados obtidos a partir do EEG por análise espectral mostram alterações em várias gamas de frequência na velhice. [As alterações dendríticas relacionadas com a idade dos neurónios piramidais isocorticais no idoso, que resultam na diminuição dos processos dendríticos, incluem: inchaço do soma das células piramidais, perda progressiva das espinhas dendríticas, bem como nodulação irregular dos dendritos. As alterações relacionadas afectam também o sistema de vias visuais (para uma revisão, ver Dolman et al., 1980, Braak e Braak, 1988). Foi igualmente sugerido que o sistema visual dos idosos também é afetado pela perda de células ganglionares da retina (distrofia axonal) no nervo ótico e nas vias ópticas (Vrabec, 1965; Dolman et al., 1980; Gartner e Henkind, 1981), bem como por outras alterações associadas à idade que ocorrem no nervo ótico (Dolman et al., 1980). Considerando as muitas alterações fisiológicas relacionadas com a idade, o estudo dos seus processos subjacentes utilizando este novo método de análise pode fornecer informações importantes sobre a expressão electrofisiológica dessas alterações.

Potencial evocado visual (componentes exógenos)

Os estudos que examinaram os potenciais evocados visuais (PEVs) e que são diretamente

relevantes para o trabalho aqui apresentado são paradigmas que empregaram o amplamente

utilizado padrão de tabuleiro de xadrez de reversão, que elicia o que é conhecido como potenciais

evocados de reversão de padrão (PREPs). O padrão de tabuleiro de xadrez alternado é um forte

estímulo para o sistema visual (e, portanto, elicia respostas de alta amplitude sincronicamente -

VEPs), uma vez que, como demonstrado por Hubel e Wiesel (1959, 1968, 1974), o sistema visual é

extremamente sensível a estímulos de alto contraste e o tabuleiro de xadrez alternado fornece altos

contrastes. As respostas aos estímulos de inversão de padrão são obtidas apresentando aos sujeitos

um padrão de quadrados de tabuleiro de xadrez para observar, em que todos os quadrados pretos se

tornam subitamente brancos e todos os quadrados brancos se tornam subitamente pretos. Cada

inversão de padrão provoca uma resposta sob a forma de um pico positivo a cerca de 100 ms

(P100), bem como outros componentes (ou seja, os componentes negativos N1 e N2). A resposta

depende também da área da retina que é estimulada e da luminância, bem como da acuidade visual,

da atenção e da localização do elétrodo de registo de cada indivíduo. Se estas variáveis forem

mantidas constantes, as latências das respostas aos estímulos de inversão de padrão tendem a apresentar pouca variação entre indivíduos normais da mesma idade. No entanto, a escolha de utilizar estímulos de inversão de padrão em vez de estímulos visuais de flash baseou-se no facto de as respostas de flash variarem muito entre sujeitos (o componente positivo principal comparável ao componente P100 ou P1 dos estímulos de inversão de padrão tende a variar em latência entre 50-100 ms) e não ser muito eficaz na deteção de anomalias, o que não acontece com os estímulos de inversão de padrão. Acredita-se que os PEV ou PREP têm origem no córtex extrastriado (Halliday e Michael, 1970; Jeffreys e Axford, 1972; Lesevre e Joseph, 1979), bem como são mediados por vias extragenículo-calcarinas para os córtices visuais secundários, nomeadamente as áreas extrastriadas 18 e 19 (Celesia et al., 1980). Uma onda negativa que

que precede a onda P1 a aproximadamente 70-90 ms é tipicamente conhecida como N1, que se acredita refletir a atividade gerada no córtex visual primário (córtex estriado - área 17) (Cobb e Dawson, 1960; Michael e Halliday, 1971; Lesevre e Joseph, 1979; Celesia et al., 1980; Jefferys e Axford, 1972). O próximo grande componente exógeno de interesse que se segue ao P1 é um componente negativo conhecido como N2, cuja latência varia tipicamente entre 130-190 ms e que se acredita refletir a atividade no córtex extrastriado (Michael e Halliday, 1971; Lesevre e Joseph, 1979; Celesia et al, 1980), tal como a atividade do componente P1, mas onde se acredita que a atividade P1 reflecte a atividade na área de associação visual 19, acredita-se que o N2 está mais relacionado com a área 18 (Jefferys e Axford, 1972) (ver Figura 3 para um exemplo de forma de onda do PEV).

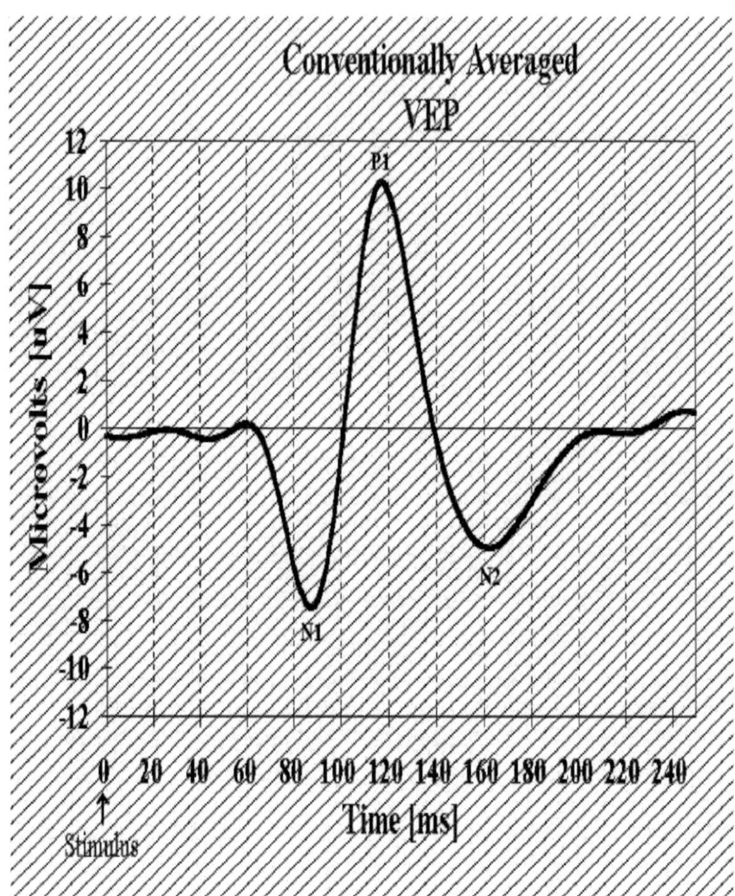

Figura 3. Exemplo de uma forma de onda típica de potencial evocado visual de média convencional dos nossos dados, que consiste em dois componentes negativos: N1 e N2 e um componente positivo: P1. Eixo X: tempo após o estímulo. Eixo Y: μV.

Capítulo 2

Objectivos

O principal objetivo desta investigação é descrever a técnica e apresentar os primeiros resultados utilizando as novas técnicas de análise de componentes exógenos eliciados por um estímulo visual em indivíduos jovens e idosos, o que permite diferenciar e avaliar a atividade de fundo do EEG e a atividade evocada, e examinar os mecanismos que contribuem para a geração de PEs visuais.

Capítulo 3

Importância

As novas técnicas permitem uma compreensão mais clara das alterações fisiológicas subjacentes relacionadas com a idade, bem como informações relacionadas com a geração de atividade evocada, e podem fornecer informações sobre as alterações corticais associadas a várias formas de neuropatologia.

Capítulo 4

Métodos

Temas

Os participantes no estudo foram 14 jovens com idades compreendidas entre os 18 e os 35 anos, com uma média de idades de 25,4 anos (S.D. ±4,0) e uma escolaridade média de 14,2 anos (S.D. ±1,1) e 14 idosos com idades compreendidas entre os 65 e os 80 anos, com uma média de idades de 75,2 anos (S.D. ±6,0) e uma escolaridade média de 14,9 anos (S.D. ±2,8). Todos os participantes se ofereceram como voluntários em resposta a anúncios em jornais locais ou por indicação. Os participantes foram seleccionados através da resposta a questionários de saúde, a fim de identificar quaisquer limitações físicas ou médicas que os desqualificassem para a participação no estudo. Todos os sujeitos referiram estar de boa saúde, com visão 20/20 (corrigida) e audição normal, sem historial de doença neurológica ou mental. O protocolo experimental foi revisto e aprovado pelo comité de experimentação humana da Universidade Hebraica - Hadassah Medical School.

Estímulos

Os estímulos auditivos e visuais foram apresentados em ordem alternada, cada um a um ritmo de 0,5/seg. A duração de uma sessão de estimulação/registo foi de 10 minutos (300 estímulos auditivos e 300 estímulos visuais: Aud-Vis-Aud-Vis...). Foram efectuadas seis sessões em dois dias experimentais (três sessões por dia) com cada sujeito. Para garantir a atenção do sujeito, cada um foi instruído a efetuar a contagem mental de cada estímulo auditivo percebido. O estímulo auditivo era um clique binaural de 30 dB acima do seu limiar subjetivo (i.e. SL). O estímulo visual (ver Figura 4) consistia num tabuleiro de xadrez alternado com um campo completo de 11° (25,7 cm.) e um ângulo de visualização do cheque de 1,35° (tamanho do cheque de 81') (note-se a frequência espacial básica bastante baixa dos estímulos visuais). O estímulo visual ativador real era a inversão do padrão (40 µs para que a inversão ocorresse) e não o padrão de estado estável presente no ecrã durante 2 segundos. Os sujeitos estavam sentados a 140 cm. de um ecrã de computador CTX de 27x21 cm. CTX, que fornecia os estímulos visuais. Em três destes sujeitos foi efectuada uma sessão durante a qual não foram apresentados estímulos sensoriais. Este relatório descreve a análise das respostas apenas aos estímulos visuais. A utilização da estimulação bimodal auditiva e visual no nosso desenho experimental foi motivada pela sua eficiência no que diz respeito ao número de registos, reduzindo assim possíveis factores de fadiga adicionais que poderiam surgir com a realização de registos de estímulos unimodais separados (portanto mais longos). Não houve uma razão específica por trás da escolha de analisar o estímulo visual versus o auditivo, mas apenas uma modalidade de estímulo pôde ser incluída na análise deste estudo devido a recursos limitados. É possível realizar uma análise das respostas auditivas no futuro.

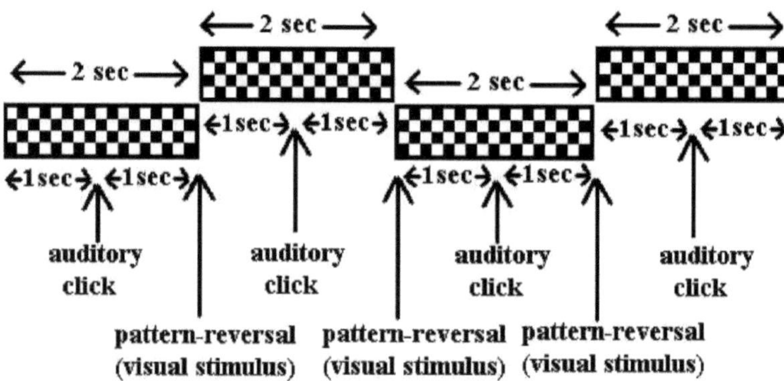

Figura 4. Diagrama que ilustra a sequência de apresentação dos estímulos. Os estímulos eram cliques visuais e auditivos apresentados em ordem alternada (visual-auditivo-visual---). Os estímulos visuais eram tabuleiros de xadrez com reversão de padrão com campo total de 11° (25,7 cm). O tabuleiro de xadrez estava sempre ligado e era invertido de dois em dois segundos. Os cliques auditivos foram emitidos no ponto médio da apresentação de cada padrão a 30 dB acima do limiar subjetivo, apresentados por auscultadores a uma frequência de 1 a cada 2 segundos.

Aparelhos e procedimentos

A atividade do couro cabeludo foi registada com um Electrocap (Neuroscan, Inc., Sterling, VA, E.U.A.) utilizando dezasseis locais de eléctrodos monopolares: Fz, F3, F4, Cz, C3, C4, T3, T4, T5, T6, Pz, P3, P4, O1, O2 e Oz do sistema internacional de colocação de eléctrodos 10-20 (ver Figura 1) com o elétrodo de referência na mastoide esquerda e o elétrodo de terra localizado na testa. Foram registados electrooculogramas (EOG) verticais e horizontais para controlar os artefactos de movimento ocular. O EEG foi corrigido para a presença de artefacto EOG vertical por regressão

26

linear (Semlitsch et al., 1986). As apresentações dos estímulos e a aquisição de dados foram efectuadas por uma estação de trabalho STIM/SCAN EEG/EP (Neuroscan, Inc., Sterling, VA, E.U.A.). Os canais EEG e EOG foram registados continuamente através de amplificadores Synamps (passagem de banda = 0,1 a 100 Hz) e digitalizados a uma taxa de 1000 Hz. Os dados foram armazenados e analisados off-line. Embora existam muitos métodos diferentes para fixar eléctrodos ao couro cabeludo, a tampa de eléctrodos é o método mais utilizado na investigação do EEG e da PE. A touca é feita de um material elástico no qual são fixados suportes de plástico contendo eléctrodos de estanho puro que foram estrategicamente colocados de forma a que, quando a touca de tamanho correto é devidamente colocada, os eléctrodos se encontrem nos locais de posição 10-20.

Os factores de confusão experimentais foram controlados através da manutenção de procedimentos e condições laboratoriais rigorosos durante as gravações, tais como a manutenção do mesmo nível de iluminação no momento das gravações.

Processamento de dados

O segmento EEG de 1300 ms registado com início 300 ms antes do estímulo visual e continuando 1000 ms após a apresentação do estímulo foi definido como um único ensaio. O conteúdo de frequência da atividade registada foi limitado por um filtro passa-banda adicional (1-30 Hz, 24 dB/oitava). Além disso, foi efectuada uma suavização dos traços em cada 5 pontos de dados. Foram utilizados algoritmos informáticos para identificar todas as deflexões positivas e negativas sucessivas, independentemente da sua pequena amplitude, ignorando as flutuações de frequência mais baixa do EEG sobre as quais as deflexões de frequência mais elevada podem ser sobrepostas. Foi determinado o tempo dos seus picos durante os períodos de 300 ms pré-estímulo e 1.000 ms pós-estímulo (ver Figura 5A). A amplitude da base ao pico de cada uma dessas deflexões também foi medida. As coordenadas temporais das deflexões em relação ao início do estímulo desencadeante foram determinadas separadamente para as deflexões positivas e negativas de cada ensaio (ver Figura 5B).

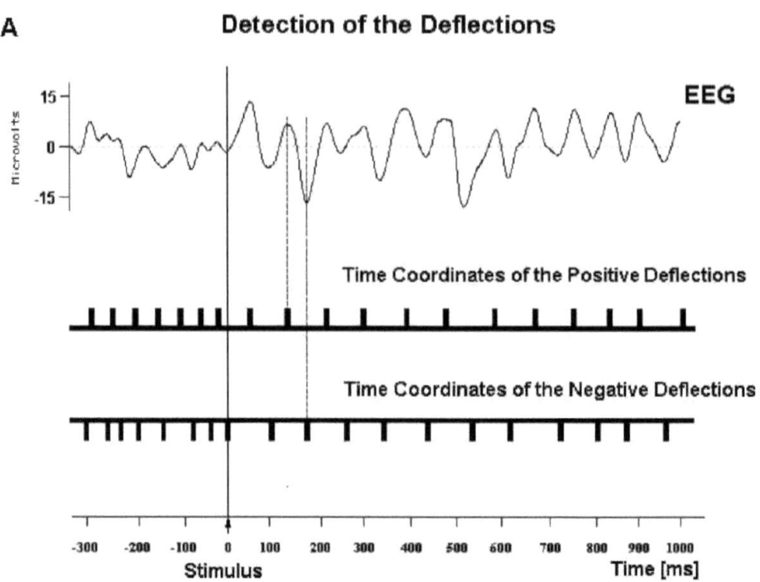

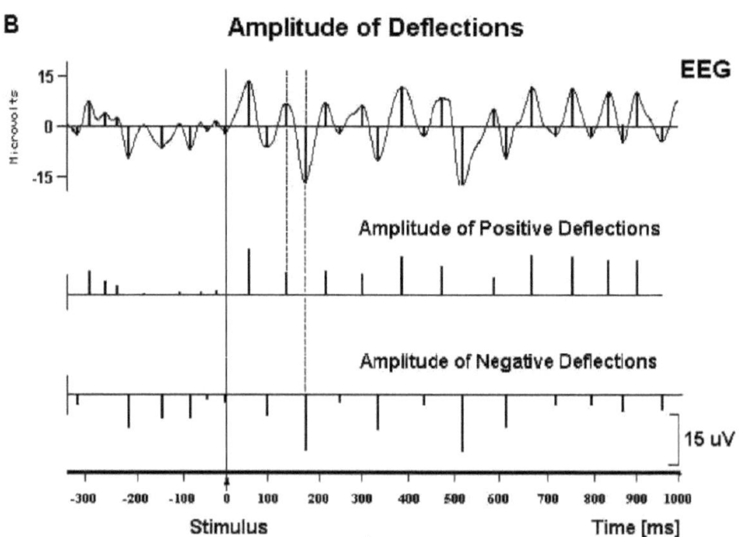

Figura 5. Esquema da descrição das deflexões do EEG. **A:** Tempos dos picos do EEG durante os 300 ms pré-estímulo e os 1.000 ms pós-estímulo, mostrando a distribuição temporal das deflexões. **B:** Amplitude de base a pico de cada deflexão, separadamente para as deflexões negativas e positivas.

Assim, cada ensaio foi descrito por uma sequência de eventos (deflexões), cada um dos quais com

28

uma coordenada de tempo (em relação ao estímulo), polaridade e amplitude. O número de deflexões

positivas e negativas foi calculado separadamente em intervalos de 6 ms para uma série de até 300

tentativas, e foi definido como a distribuição temporal das deflexões para um determinado sujeito,

um determinado número de tentativas e uma determinada sessão (ver Figura 6).

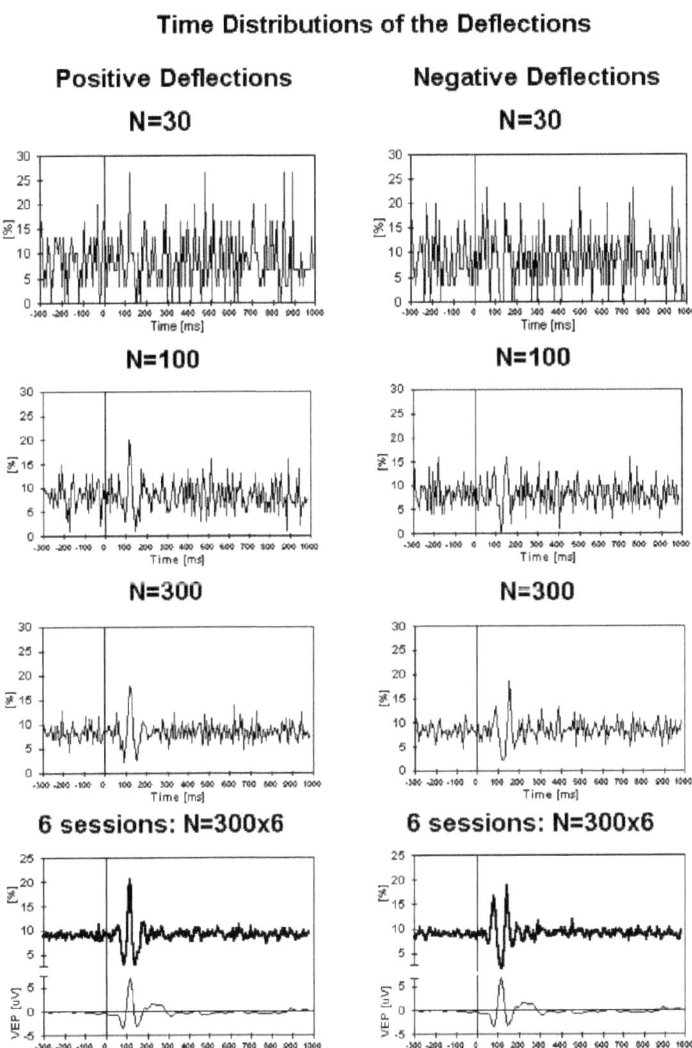

Devido à filtragem (1-30 Hz) e à subsequente suavização (a suavização dos traços foi realizada em cada 5 pontos de dados), não pode haver mais do que uma deflexão numa única caixa de 6 ms durante um único ensaio de estímulo. Assim, um ensaio não pode contribuir com mais do que uma deflexão por intervalo de tempo (6 ms). A distribuição temporal das deflexões positivas e negativas (separadamente) obtidas ao longo das seis sessões de registo diferentes do mesmo sujeito pode ser combinada (calculada como média ou somada, sempre que apropriado) numa distribuição temporal composta de deflexões. Assim, existem para cada sujeito 1800 ensaios de estímulo (6 sessões, 300 ensaios de estímulo numa sessão) que contribuem para esta distribuição temporal composta de deflexões. A ordenada (eixo y) desta distribuição temporal é por vezes apresentada como o número total de desvios por caixa e, ocasionalmente, como a percentagem de ensaios nessa sessão com desvios em cada caixa.

Além disso, as amplitudes de base a pico destas mesmas deflexões positivas e negativas (separadamente) dentro de cada caixa de tempo em função do tempo pré e pós-estímulo foram determinadas e somadas, e finalmente divididas pelo número de deflexões detectadas em cada uma dessas caixas de tempo. Note-se que o número destas deflexões pode diferir significativamente de posição para posição, especialmente durante o período de atividade evocada. Obtém-se, assim, a amplitude média por cada bin de tempo (para cada polaridade). Quando isto é feito para os 300 ensaios de estímulo numa sessão, para 6 sessões num determinado sujeito, obtém-se um Perfil de Amplitude (ver Figura 7).

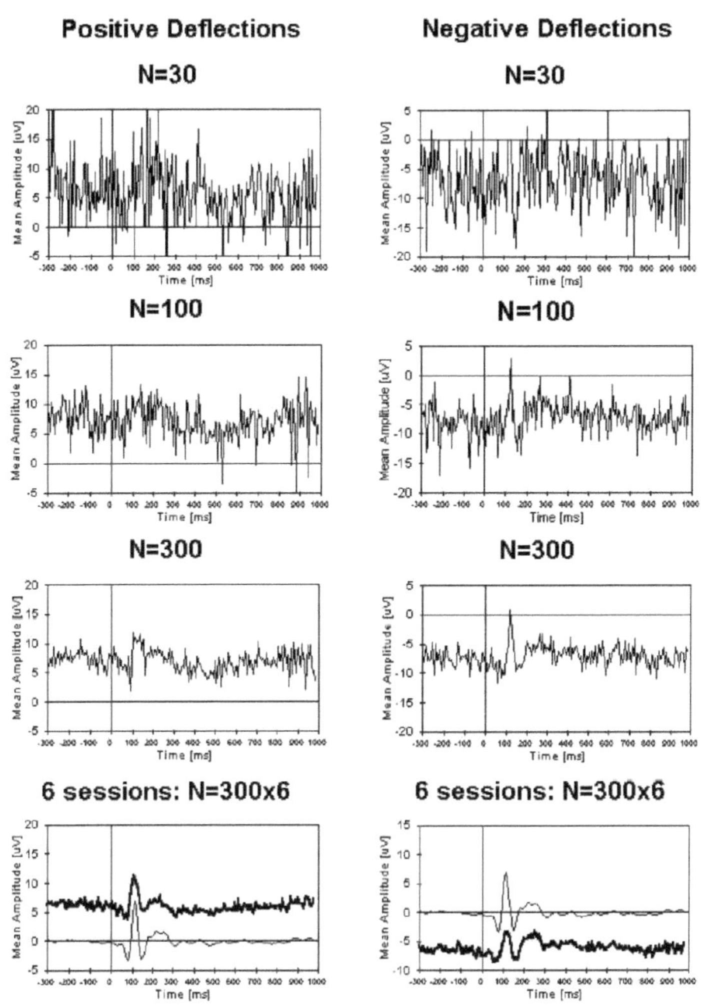

Figura 7. Perfis de Amplitude. Sujeito SB (1 sessão), elétrodo Oz. Os Perfis de Amplitude - as amplitudes médias das deflexões positivas e negativas dentro de cada intervalo de tempo em função do tempo pré e pós-estímulo para uma série de 30, 100 e 300 tentativas. Os painéis inferiores mostram os perfis de amplitude média de todas as 6 sessões (1800 tentativas) e a média convencional do PEV dos mesmos dados. Eixo X - a coordenada temporal dos intervalos de tempo em relação ao início dos estímulos - tempo 0 = desencadeamento do estímulo visual. Eixo Y - soma das amplitudes de base a pico das deflexões obtidas na posição temporal determinada no conjunto de tentativas, dividida pelo número de deflexões detectadas nessa posição temporal, ou seja, amplitude média das deflexões [μV] por posição temporal.

A taxa média de deflexões num determinado período de tempo (por exemplo, 300 ms de período pré-estímulo) para um determinado número de ensaios foi calculada tomando o número total de deflexões da mesma polaridade detectadas no intervalo de tempo dado em todos os ensaios dados, e dividindo-o pela duração do período analisado e pelo número de ensaios.

Estas distribuições temporais de deflexões e perfis de amplitude forneceram a base para uma análise mais aprofundada.

O mesmo EEG gravado, após filtragem de 1-30 Hz, foi também submetido à média convencional, e as distribuições temporais das deflexões e os Perfis de Amplitude obtidos com esta nova técnica foram comparados com os PEVs de média convencional obtidos nos mesmos sujeitos, nos mesmos locais de registo, no mesmo período de tempo e para os mesmos componentes. A latência do componente N1 do PEV com média convencional foi definida como o ponto mais negativo entre 55 e 95 ms após o estímulo, P1 como o ponto mais positivo entre 75 e 135 ms e N2 como o ponto mais negativo entre 130 e 206 ms.

O EEG registado em três destes sujeitos nas sessões sem estímulos sensoriais foi analisado e comparado nos mesmos sujeitos com o período pré-estímulo nas sessões com os estímulos sensoriais, utilizando a nova técnica, a fim de especificar as distribuições de tempo e amplitude da "verdadeira" atividade de fundo. Isto ajudaria a diferenciar o período de tempo que é verdadeiramente uma "resposta" na natureza.

Estas novas técnicas de análise (distribuição temporal das deflexões e perfis de amplitude) podem ser utilizadas para definir a atividade de fundo e a atividade evocada, para derivar aspectos da variabilidade temporal da atividade de resposta, da variabilidade da amplitude, da diferenciação entre os ensaios que contêm uma resposta detetável ao estímulo (análise de um único ensaio) e os que não a contêm. Esta técnica está protegida por uma patente provisória do U.S. Patent and Trademark Office (60/316,974; 5 de setembro de 2001).

Capítulo 5

Resultados

Diferenciação entre atividade de fundo e evocada - Distribuições temporais e amplitudes das deflexões do EEG: Critérios de determinação da resposta evocada aplicados a jovens e idosos

Esta nova técnica de análise baseia-se numa descrição estatística dos tempos das deflexões de fundo (a distribuição temporal das deflexões) e das amplitudes dessas mesmas deflexões (o perfil de amplitude). Tais distribuições e perfis, juntamente com a média convencional do PEV derivada dos mesmos dados para um sujeito tipicamente jovem e um sujeito tipicamente idoso, são mostrados na Figura 8. É possível observar um claro paralelismo entre os componentes típicos do PEV com média convencional (N1, P1, N2) e as ondas correspondentes nas distribuições temporais e nos perfis de amplitude dos sujeitos.

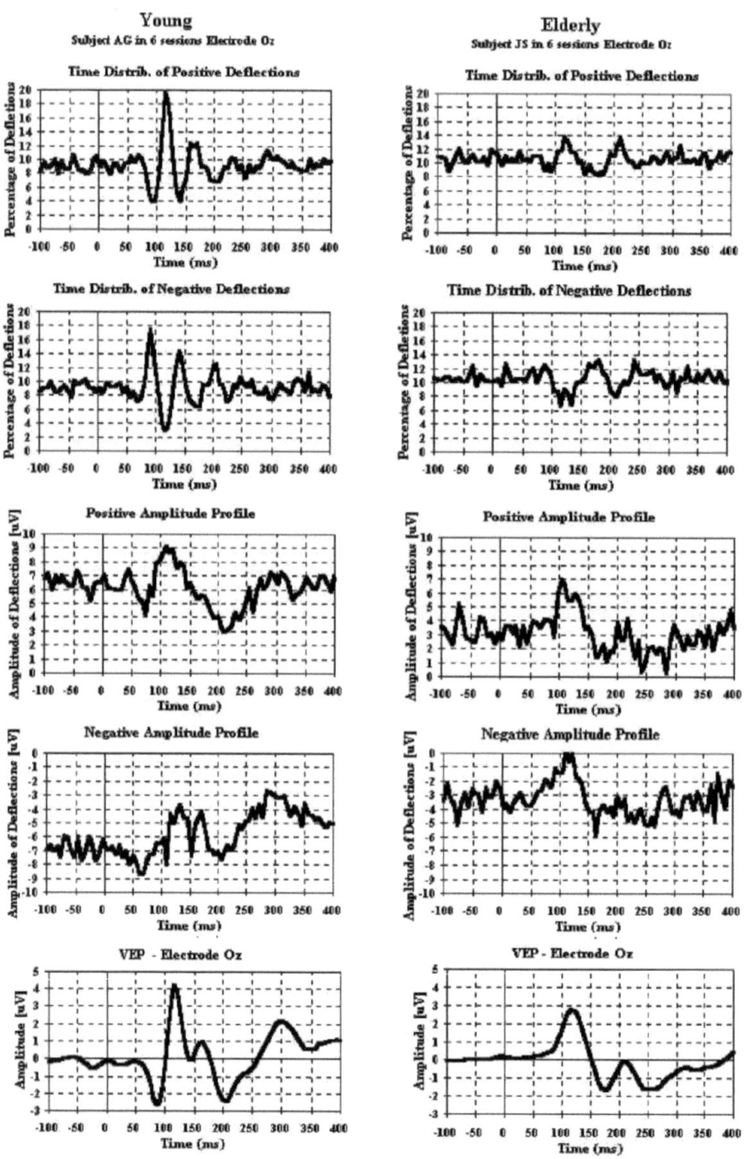

Figura 8. Distribuição temporal das deflexões positivas e negativas, perfis de amplitude positiva e negativa e média convencional do PEV de um indivíduo tipicamente jovem (esquerda) e de um indivíduo tipicamente idoso (direita). Eixo X: Tempo antes e depois do início do estímulo [ms]- tempo 0 = desencadeamento da reversão do estímulo visual. Eixo Y: Distribuições temporais: Percentagem de desvios por intervalo de tempo, normalizada pelo número de tentativas utilizadas. Perfis de Amplitude Positiva e Negativa: Eixo Y: Amplitude média das deflexões por intervalo de tempo em μV. Formas de onda do PEV: Eixo Y: amplitude em μV.

34

        É importante notar que, apesar de ter sido realizada mais do que uma sessão de registo neste estudo, a fim de avaliar a fiabilidade e a consistência dos dados, na análise final não houve necessidade de registos tão longos. A consistência entre as sessões de registo foi determinada por inspeção visual da distribuição temporal das deflexões e dos perfis de amplitude de todos os seis registos separados sobrepostos para cada indivíduo jovem e idoso (ver Figura 9). É evidente que os traços registados em seis sessões separadas, em três dias diferentes, são coerentes entre si. Os dados das Figuras 6 e 7 também sugerem que um mínimo de 100 ensaios de uma sessão de registo seria suficiente para receber distribuições temporais representativas das deflexões e um mínimo de 300 ensaios de uma sessão de registo para perfis de amplitude representativos da atividade de fundo e evocada para cada sujeito individual.

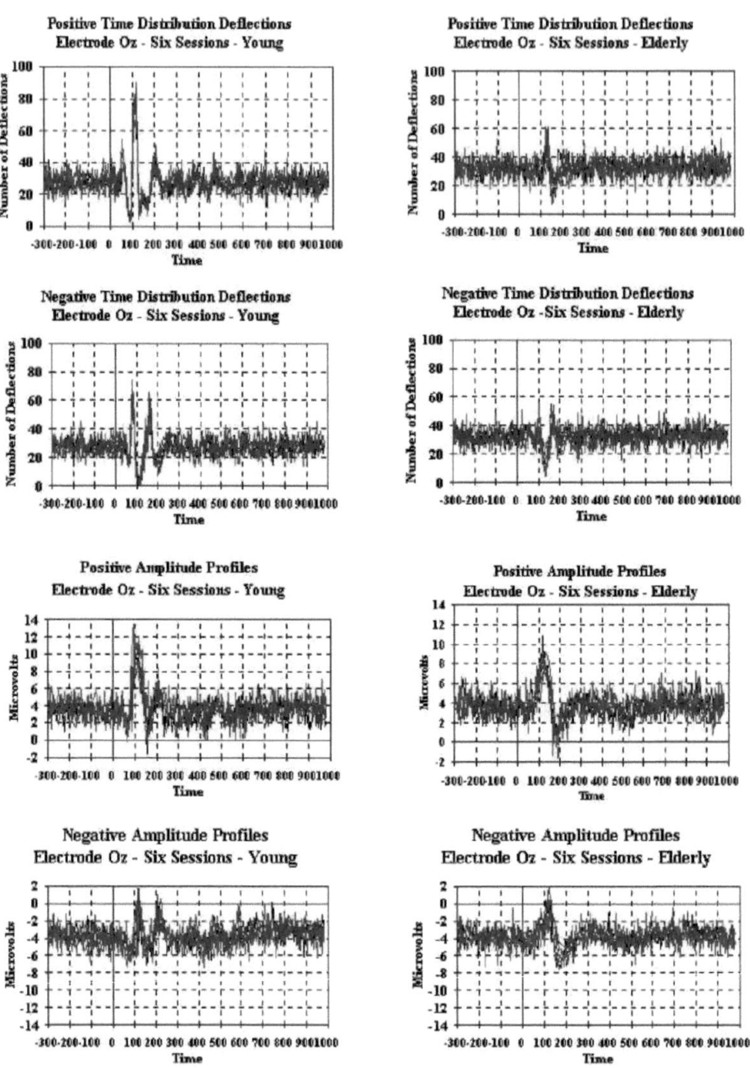

Figura 9. Seis registos separados da Distribuição Temporal das Deflexões Positivas e Negativas e dos Perfis de Amplitude Positiva e Negativa sobrepostos de um sujeito tipicamente jovem (esquerda) e de um sujeito tipicamente idoso (direita). Eixo X: Tempo antes e depois do início do estímulo [ms]-tempo 0 = desencadeamento da inversão do estímulo visual. Eixo Y: Distribuições temporais: Número de deflexões por intervalo de tempo. Perfis de Amplitude Positiva e Negativa: Eixo Y: Amplitude média das deflexões por intervalo de tempo em μV.

Uma das principais funções destas novas técnicas é a utilização das distribuições temporais das deflexões para a diferenciação entre a atividade de fundo e a atividade evocada. A distribuição temporal das deflexões fornece o número de deflexões em qualquer período de tempo para todas as tentativas de estímulo durante toda a sessão de gravação. A primeira questão que deve ser abordada é como diferenciar entre as deflexões do EEG que estão associadas à atividade de fundo e as associadas à resposta a um estímulo. O período pré-estímulo de 300 ms pode ser considerado como representativo da atividade de fundo, uma vez que, como se pode ver na Figura 8 para o elétrodo Oz (acima do córtex visual primário), as deflexões têm um padrão "uniforme", ou seja, não há diferença significativa entre o número de deflexões positivas e o número de deflexões negativas entre as tentativas em qualquer momento durante este período. Por outro lado, pode assumir-se que a resposta a um estímulo se caracteriza por alterações no número de deflexões em momentos específicos e para polaridades diferentes (isto é, quando há um aumento desproporcionado do número de deflexões positivas em relação ao número de deflexões negativas ou vice-versa, como se pode ver na Figura 8). Por exemplo, note-se que, pouco depois de 100 ms após o estímulo, o número de deflexões positivas é muito superior ao número de deflexões negativas e isto ocorre ao mesmo tempo que o pico do componente P1 do PEV de média convencional derivado dos mesmos dados, mostrado abaixo.

Para definir um critério estatístico para o momento do aparecimento de uma resposta evocada, é necessário definir primeiro a variância da atividade de fundo durante o período de tempo acima descrito. Uma resposta evocada será então indicada por um aumento significativo desta variância acima de um determinado nível crítico.

Pode-se supor que a diferença entre o número de deflexões positivas e negativas nos intervalos de tempo que representam a atividade de fundo ao longo dos ensaios seria pequena e diferiria apenas por acaso de zero, ou seja, as probabilidades de detetar deflexões positivas ou negativas nos intervalos de tempo específicos (ao longo dos ensaios) seriam iguais. A fim de obter uma medida estatística desta variação entre o número de deflexões positivas e negativas e uma medida da desproporção entre o número de deflexões positivas e negativas que ajudaria a diferenciar entre a atividade de fundo e a atividade evocada, foi definido um parâmetro D (=Desproporcionalidade) como a diferença normalizada entre o número de deflexões positivas e negativas obtidas no intervalo de tempo específico ao longo do conjunto de ensaios:

$$D = (\#p - \#n) / \sqrt{(\#p + \#n)}$$

em que #p -número de deflexões positivas obtidas num determinado intervalo de tempo, - obtido a partir da distribuição temporal das deflexões positivas;

#Número de deflexões negativas obtidas num determinado intervalo de tempo, - obtido a partir da distribuição temporal das deflexões negativas;

O valor D deve ser distribuído aproximadamente como uma variância normal padrão N(0,1), se a probabilidade de obter deflexões positivas no intervalo de tempo determinado, ao longo de N ensaios, for igual à probabilidade de obter deflexões negativas (ou seja, atividade de fundo). A Figura 10 mostra os valores de D obtidos durante o EEG em repouso (ausência de estímulo) e nos períodos de 300 ms pré-estímulo num sujeito jovem típico (sujeito SB), juntamente com a distribuição N(0,1) sobreposta. Esta figura ilustra que os dados experimentais durante a atividade de fundo estão de acordo com uma distribuição de variância normal padrão.

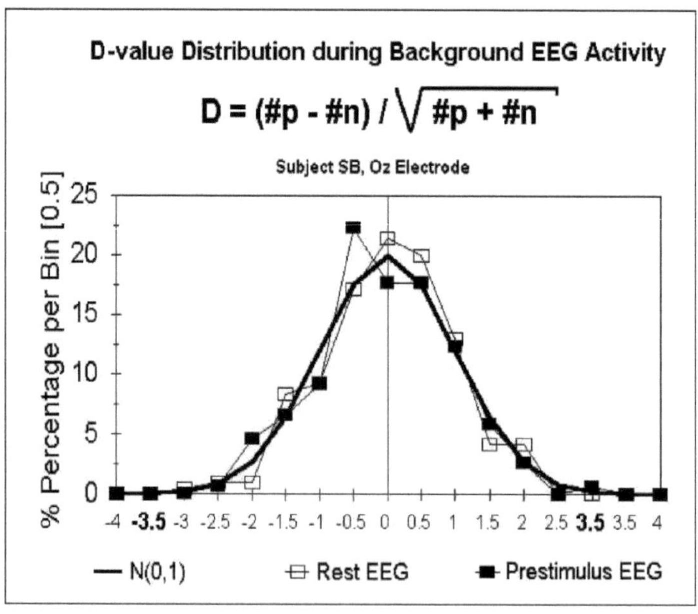

A introdução de valores de D na tabela de distribuição normal (Gauss) N(0,1) fornece o critério para avaliar a presença de um valor de D significativamente superior ao da atividade de fundo, ou seja, a presença de uma desproporção significativa entre o número de deflexões positivas e negativas. Uma maior desproporção daria um valor D mais elevado, indicando a presença de um número substancialmente mais elevado de deflexões positivas do que negativas (ou vice-versa) ao longo de ensaios de estímulos repetidos, que podem ser considerados como um bloqueio temporal das deflexões (que seriam então atividade evocada). Por exemplo, uma duração de 1300 ms (216 intervalos de tempo de 6 ms) requer um nível crítico D_{cr} (p <0,05) = 3,5. Note-se que o nível crítico do valor D é independente do sujeito.

Início, fim e duração da resposta evocada global em indivíduos jovens e idosos

As Figuras 11A e 11B mostram as distribuições temporais das deflexões positivas e negativas e, além disso, um gráfico dos valores D derivados destas distribuições temporais de todos os 14 sujeitos jovens, sobrepostos, e separadamente os dos 14 sujeitos idosos, para os eléctrodos Oz (Figura 11A) e Pz (Figura 11B).

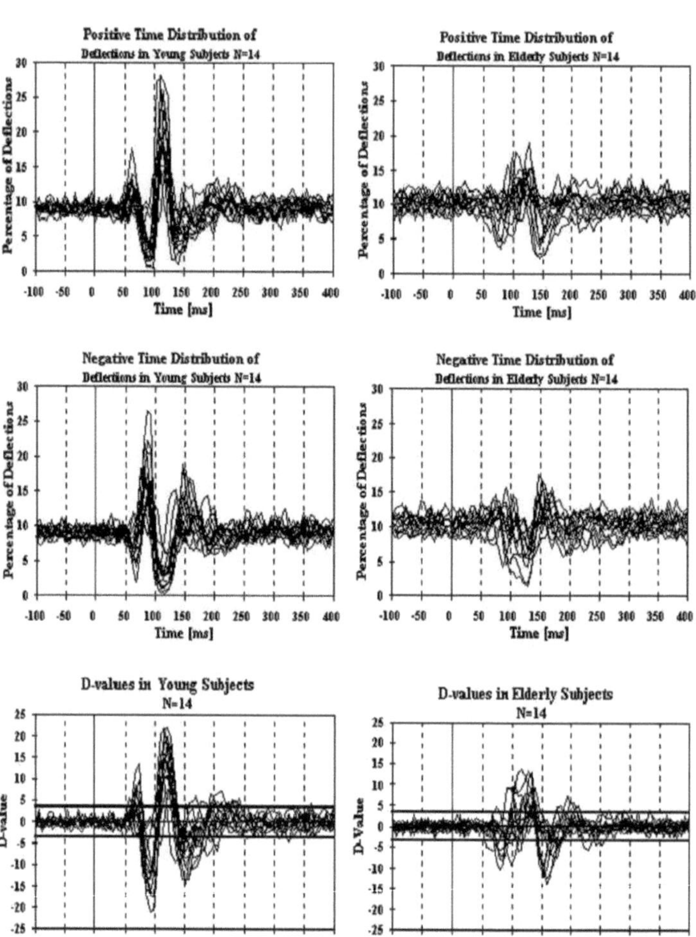

Young
Elderly
Electrode Oz
Positive Time Distribution of
Deflections in Young Subjects N=14
Positive Time Distribution of
Deflections in Elderly Subjects N=14
Percentage of Deflections
Time [ms]
Negative Time Distribution of
Deflections in Young Subjects N=14
Negative Time Distribution of
Deflections in Elderly Subjects N=14
D-values in Young Subjects
N=14
D-values in Elderly Subjects
N=14
D-value
D-Value
Time [ms]

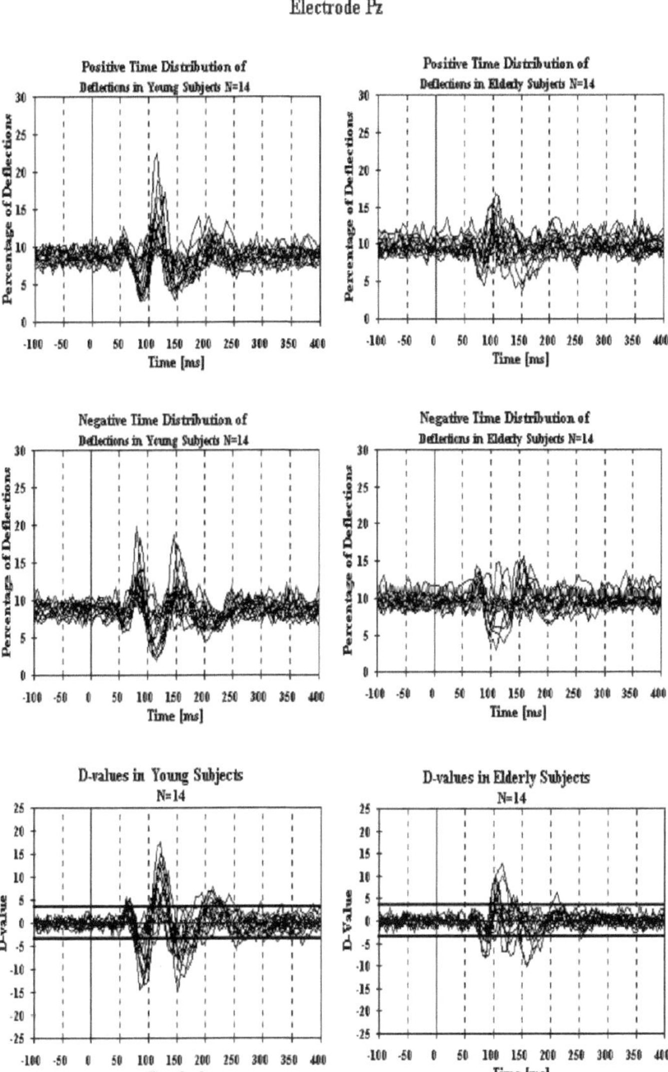

Figuras 11A e 11B. Distribuição temporal das deflexões positivas e das deflexões negativas em todos os 14 jovens (esquerda) e em todos os 14 idosos (direita), sobrepostos. Abaixo estão os respectivos valores de D. As duas linhas horizontais nos gráficos dos valores D representam +3,5. Eixo X: Tempo antes e depois do início do estímulo [ms]-tempo 0 = desencadeamento da inversão do estímulo visual. Eixo Y: Percentagem de deflexões e valores D. As duas linhas horizontais indicam ±3,5 desvios-padrão. **11A** - no elétrodo Oz; **11B** - no elétrodo Pz.

41

Utilizando o critério do desvio-padrão D de 3,5 (o nível crítico $D_{cr} = +3,5$ é

indicado nas Figuras 11A e 11B como as linhas paralelas ao eixo do tempo que são cortadas pelo

perfil dos valores de D) para avaliar a região temporal da atividade evocada pelo estímulo, o início

(definido como o momento em que o número desproporcionado de deflexões de qualquer

polaridade e, por conseguinte, o valor de D, se torna inicialmente superior ao critério de 3.5

desvios-padrão), o término (definido como o momento em que o valor de D finalmente retorna ao

nível de fundo antes de 300 ms pós-estímulo) e a duração (o tempo entre o início e o término) foram

determinados para a resposta geral em ambos os grupos etários. É possível observar um aumento

significativo do valor D em ambas as direcções (positiva e negativa) num intervalo de tempo

específico (por exemplo, de 50 a cerca de 250 ms, o período em que o potencial evocado

convencional é normalmente obtido). A atividade evocada global começa mais cedo (latência mais

curta) e tem uma duração mais longa nos indivíduos jovens. Estes dados para os eléctrodos Oz e Pz

são apresentados na Tabela 1.

Tabela 1. Média (+ DP) do início, duração e término da resposta global nos grupos jovem e idoso nos eléctrodos Oz e Pz utilizando o valor D de +3,5.

Electrode Oz	Onset: [ms] *	Duration: [ms]	Termination: [ms]
YOUNG	63.5 ± 15.3	153.2 ± 37.9	213.7 ± 33.0
ELDERLY	88.4 ± 25.0	131.7 ± 62.2	215.4 ± 44.7
Electrode Pz	Onset: [ms]	Duration: [ms] *	Termination: [ms] *
YOUNG	82.1 ± 32.8	157.7 ± 52.5	236.9 ± 43.1
ELDERLY	87.0 ± 18.4	108.6 ± 48.9	190.7 ± 37.1

* Diferença significativa entre grupos p < 0,05

Note-se que o início da resposta no elétrodo Oz nos jovens foi significativamente mais

precoce do que nos idosos (jovens = 63,5 + 15,34 ms, idosos = 88,42 + 25 ms; p=0,0075, teste t

bicaudal) (ver Tabela 1). Este início mais precoce da atividade parece estar relacionado com a presença de um pico positivo adicional na distribuição temporal das deflexões positivas e nos

valores D a cerca de 70 ms, que apareceu em quase todos (N=10) os indivíduos jovens (ver Figura

11B), mas apenas num indivíduo idoso. Este pico não era aparente nem nos perfis de amplitude

nem nos PEVs de média convencional derivados dos mesmos dados na maioria dos sujeitos

(presente nos perfis de amplitude em apenas 1 sujeito jovem e 2 sujeitos idosos; no PEV de média

convencional em apenas 1 sujeito idoso). Também a análise do elétrodo Pz mostrou diferenças

significativas entre os sujeitos jovens e idosos no que diz respeito à duração e à terminação da

resposta (duração: jovens = 157,7 + 52,5 ms, idosos = 108,6 + 48,9 ms; p=0,036) (terminação:

jovens = 236,9 + 43,1 ms, idosos = 190,7 + 37,1 ms; p=0,0138). A duração mais longa e a

terminação mais tardia da resposta parecem ser o resultado do facto de a maioria dos indivíduos

jovens apresentarem um pico positivo posterior adicional (melhor observado em Pz na distribuição

dos valores D), cerca de 220 ms após o estímulo (ver Figura 11B). Esta onda posterior foi

observada em apenas alguns indivíduos idosos. Uma análise semelhante pode ser realizada para

cada um dos outros eléctrodos de registo.

*Distribuições temporais das deflexões durante a atividade de fundo em indivíduos jovens e idosos -
Taxa de deflexões*

Para avaliar se existem diferenças no número médio de deflexões da mesma polaridade

durante a atividade de fundo entre os jovens e os idosos, foram analisadas as respectivas

distribuições temporais das deflexões. A análise foi realizada com os dados obtidos nas 6 sessões de

cada grupo para todos os sujeitos para o elétrodo Oz e revelou diferenças significativas entre os

grupos na taxa de atividade de fundo no elétrodo Oz, com os idosos a apresentarem uma taxa mais

elevada (média de 17,3 + 1,4 deflexões/seg.), em comparação com os jovens (taxa média de 15,3 +

0,8 deflexões/seg.) (p < 0,001).

A mesma análise utilizada para o elétrodo de Oz pode também ser utilizada para todos os
eléctrodos.

Uma análise separada dos 16 locais dos eléctrodos revelou diferenças significativas entre os grupos, com os idosos a apresentarem um maior número médio de deflexões positivas do EEG (F (1, 26) = 13,84, p < 0,001) no período pré-estímulo de 300 ms. O número de deflexões por segundo de atividade de fundo nos períodos de 300 ms pré-estímulo para cada um dos 16 eléctrodos é apresentado na Figura 12. Embora houvesse diferenças significativas entre os grupos no que diz respeito à taxa de deflexões, em que os idosos tinham uma maior frequência de atividade de fundo, o padrão destas diferenças entre os locais dos eléctrodos era semelhante em ambos os grupos, indicando que não havia diferenças topográficas significativas no couro cabeludo entre os jovens e os idosos. Assim, a taxa de deflexões no período pré-estímulo de 300 ms (atividade de fundo) em ambos os grupos situa-se entre 14-20 deflexões/segundo e é significativamente maior nos idosos do que nos jovens.

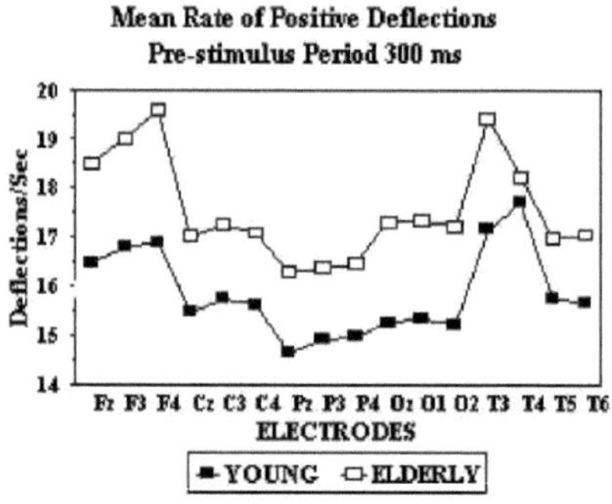

Figura 12. O número de deflexões/seg de atividade de fundo para 14 jovens e 14 idosos em 16 eléctrodos. Eixo X: eléctrodos. Eixo Y: taxa média [deflexões/seg].

Amplitudes das deflexões durante a atividade de fundo em indivíduos jovens e idosos

A análise dos eléctrodos de Oz revelou diferenças significativas entre os grupos nas amplitudes de base a pico da mesma polaridade durante a atividade de fundo, com os jovens a apresentarem amplitudes mais elevadas (4,73 + 1,9 µV), em comparação com os idosos (3,70 + 0,9 µ^ p < 001). De facto, houve diferenças significativas nas amplitudes das deflexões na atividade de

44

fundo para os três eléctrodos parietais, bem como para os eléctrodos occipitais (Pz, P3, P4, Oz, O1, O2) e não nos outros eléctrodos com amplitudes maiores nos jovens quando comparados com os idosos (ver Figura 13).

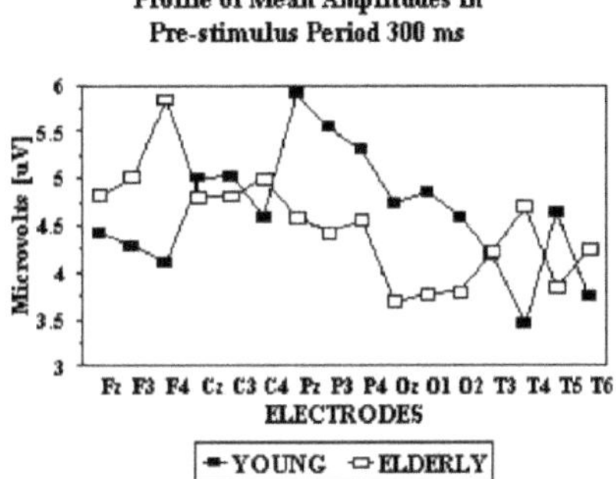

Figura 13. As amplitudes médias das deflexões na atividade de fundo para 14 jovens e 14 idosos em 16 eléctrodos. Eixo X: eléctrodos. Eixo Y: µV.

Uma interação significativa entre a faixa etária e a localização do eletrodo para as amplitudes das deflexões foi encontrada durante a atividade de fundo (F (15, 390) = 10,95, p < 0,000). Nos jovens, as menores amplitudes foram no eletrodo T4 (3,46 + 0,84 µV) e as maiores no eletrodo Pz (5,90 + 2,33 µV), enquanto as menores amplitudes nos idosos foram no eletrodo Oz (3,70 + 0,85 µV) e as maiores no eletrodo F4 (5,85 + 2,35 µV). Assim, há um padrão topográfico do couro cabeludo diferente das amplitudes das deflexões de fundo entre os jovens e os idosos.

Relação entre a taxa média das deflexões do EEG durante os 300 ms de atividade de fundo pré-estímulo e durante os 300 ms de atividade global evocada pós-estímulo

A taxa média de deflexões durante o período de tempo associado à atividade de fundo (período pré-estímulo de 300 ms) foi comparada com a do período de tempo que contém toda a resposta evocada global em todos os sujeitos [(período pós-estímulo de 50-350 ms (ver Quadro 1)]. A análise dos registos de Oz revelou que, enquanto os jovens não apresentavam diferenças significativas na taxa média entre estes dois períodos de tempo (jovens: período de fundo = 15,25 +

0,78 deflexões/seg; período evocado = 15,10 + 0,67 deflexões/seg), os idosos apresentavam diferenças significativas entre os dois períodos de tempo, com uma taxa mais baixa durante o período evocado em comparação com a atividade de fundo (idosos: período de fundo = 17,11 + 1,52 deflexões/seg, resposta evocada = 16,75 + 1,78 deflexões/seg (p < 0,02).

Distribuições temporais das deflexões relacionadas com os componentes individuais da resposta evocada - Distribuições temporais parciais das deflexões correspondentes aos componentes da resposta evocada: determinação e parâmetros utilizados

O período de tempo associado à resposta evocada global pode ainda ser dividido nos períodos de tempo que correspondem aos componentes típicos do potencial evocado médio convencional do PEV, ou seja: N1, P1 e N2. A correspondência entre os componentes conhecidos do PE convencional, as distribuições temporais das deflexões e os valores D permite a separação da distribuição temporal global das deflexões da atividade evocada na sua distribuição local para componentes individuais do PE. Cada um destes períodos de tempo é caracterizado por um aumento do número de deflexões de uma polaridade específica (em relação à polaridade oposta) num período de tempo específico. Por exemplo, no que diz respeito ao pico de N1, o ponto no tempo em que o valor D cruza a linha zero no sentido negativo (ver figura 11A) é definido como o início desta distribuição parcial no tempo das deflexões (T1), enquanto o cruzamento ascendente do zero é o fim (T2) desta distribuição. Desta forma, é possível definir uma distribuição temporal parcial das deflexões para cada componente (isto é: N1, P1 e N2). Assim, o T2-T1 para cada onda pode ser considerado a largura ou a duração de uma distribuição temporal parcial de deflexões para essa onda (Note-se que aqui, ao determinar as distribuições temporais parciais para cada componente, foi utilizado um valor D de zero, enquanto que ao avaliar a resposta global, foi utilizado um valor D de +3,5).

Limites e duração (largura) das distribuições temporais parciais relativas às componentes N1, P1 e

Os valores de T1, T2 e T2-T1 no eletrodo de Oz para os indivíduos jovens e idosos são apresentados na Tabela 2. Para o componente P1 no eletrodo de Oz, os idosos apresentaram uma latência significativamente maior de T2 (p = 0,000072, teste t bicaudal). Também foram obtidas diferenças significativas entre os grupos em T1 para o componente N2 (p = 0,0325), onde os indivíduos jovens tiveram um início mais precoce da resposta relacionada a essa distribuição temporal parcial das deflexões. A Tabela 2 mostra que existe um efeito significativo do envelhecimento para T2-T1 (duração) das distribuições temporais parciais das deflexões para os componentes individuais N1 (p = 0,0285) e P1 (p = 0,0197), sendo que os idosos apresentam durações mais longas das distribuições. As durações mais longas (T2-T1) para os componentes N1 e P1 nos indivíduos idosos são sinais de que as deflexões são mais dispersas no tempo, que há um bloqueio temporal mais pobre e uma maior variabilidade temporal. A partir das distribuições temporais e do gráfico dos valores de D na Figura 11A, pode-se observar que as distribuições temporais parciais das deflexões de N1 e P1 também são mais proeminentes e consistentes nos indivíduos jovens.

Table 2. Borders and Duration (mean $\pm$ SD) of the Partial Time Distributions of Deflections contributing to the N1, P1 and N2 components of the evoked activity in the young and elderly groups at electrode Oz, using D value of zero.			
T1 [ms]: Left border of the partial distribution	**N1**	**P1**	**N2***
Young	73.4 ± 7.4	103.8 ± 5.3	133.6 ± 4.3
Elderly	69.1 ± 12.3	108.5 ± 11.7	148.4 ± 12.2
T2 [ms]: Right border of the partial distribution	**N1**	**P1***	**N2**
Young	94.8 ± 6.5	128.2 ± 4.6	171.0 ± 17.4
Elderly	95.6 ± 11.5	140.2 ± 7.6	177.9 ± 14.6
T2 – T1 [ms] Duration of the Component	**N1***	**P1***	**N2**
Young	24.4 ± 3.0	27.4 ± 4.8	40.4 ± 16.5
Elderly	29.6 ± 7.4	34.7 ± 9.2	32.6 ± 11.2

* Diferenças significativas entre grupos p< 0,05

Número médio de deflexões por tentativa de estímulo único para as distribuições temporais

Foi avaliado o número de desvios que surgiram dentro da duração (T2-T1) de cada distribuição temporal parcial (para os componentes N1, P1 e N2) em todas as tentativas (300) de uma sessão. Dividindo este número total de deflexões numa sessão pelo número de tentativas da sessão (300), obtém-se o número médio de deflexões por tentativa de estímulo. A Tabela 3 apresenta os dados obtidos para os componentes N1, P1, N2 no eletrodo Oz em indivíduos jovens e idosos. Nota-se que esses valores médios de deflexões por tentativa são menores que 1, o que mostra que nem todas as tentativas de estímulo contribuíram com deflexões no período de tempo relacionado ao componente de resposta em questão, ou seja, há tentativas de estímulo único que não contribuem para a resposta média. É possível verificar que o número médio de deflexões por tentativa de estímulo relacionadas com os componentes N1, P1 e N2 (consistentemente inferior a um) não é significativamente diferente entre os indivíduos jovens e os idosos.

Table 3. Mean number of deflections per trial contributing to Time Regions (T1, T2) of the Response Components (Resp) and relative number of contributing deflections with regards to background activity (Bgrd) in the Young and Elderly. Electrode Oz

Component	N1	
Parameter	Deflections/Trial	Ratio: Defl(Resp)/Defl(Bgrd)*
Young	0.69 ± 0.11	1.50 ± 0.23
Elderly	0.64 ± 0.14	1.19 ± 0.10
Component	P1	
Parameter	Deflections/Trial	Ratio: Defl(Resp)/Defl(Bgrd)*
Young	0.79 ± 0.10	1.59 ± 0.26
Elderly	0.82 ± 0.18	1.27 ± 0.14
Component	N2	
Parameter	Deflections/Trial	Ratio: Defl(Resp)/Defl(Bgrd)
Young	0.86 ± 0.23	1.28 ± 0.13
Elderly	0.77 ± 0.19	1.21 ± 0.09

* Diferenças significativas entre grupos $p < 0,05$

Apenas os ensaios de estímulo com uma deflexão no período de tempo relevante de cada um dos componentes N1, P1 e N2 poderiam contribuir para o componente correspondente encontrado nos PEVs de média convencional derivados dos mesmos dados. Estes podem ser referidos como ensaios de estímulo com deflexões apropriadas (ensaios de resposta) e podem ser usados para diferenciar entre ensaios individuais contribuintes e não contribuintes e levar a uma análise separada adicional (análise de ensaios individuais). O início e o fim das distribuições temporais parciais das deflexões para cada componente da resposta foram determinados (Tabela 2) em cada sujeito. Assim, é possível voltar atrás e analisar todas as tentativas de estímulo único em cada sujeito e identificar e extrair as tentativas de estímulo único que tiveram uma deflexão apropriada dentro do período de tempo T1-T2 da distribuição temporal parcial de uma onda de componente. Isto foi feito para o componente P1 em todos os sujeitos jovens e idosos e verificou-se um número médio de 235,5 + 29,8 ensaios de resposta dos 300 numa sessão (ou seja, 78,5%) nos sujeitos jovens e 239,2 + 41,4 nos idosos (ou seja, 79,7%). Não houve diferença significativa entre as médias de tentativas de resposta entre os jovens e os idosos e a média de todos os sujeitos (jovens e idosos) que contribuíram para o componente P1 foi de 79,1%. Uma análise semelhante poderia ser efectuada para os componentes N1 e N2.

Também se pode comparar, durante a distribuição temporal parcial das deflexões de cada um dos componentes (N1, P1, N2 separadamente), a relação entre o número de deflexões do período evocado e o número de deflexões que ocorreram durante um período de tempo equivalente durante o período pré-estímulo em todos os ensaios de uma sessão. Este rácio também é apresentado na Tabela 3 (à direita). Note-se que os rácios para cada um dos componentes da resposta separadamente são consistentemente superiores a um, indicando que há mais deflexões durante os períodos parciais de distribuição temporal da atividade evocada em comparação com períodos equivalentes de atividade de fundo e os rácios são significativamente diferentes entre os jovens e os idosos para os componentes N1 (p = 0,0001) e P1 (p = 0,0001), em que os jovens demonstraram uma maior concentração de deflexões no período de tempo relacionado com a resposta do que durante o período de tempo equivalente de atividade de fundo.

Variabilidade das latências das deflexões do EEG que contribuem para os componentes N1, P1 e N2 do PEV

A dispersão das deflexões dentro da distribuição temporal parcial de um componente da resposta pode diferir entre jovens e idosos e o grau desta dispersão (variabilidade) pode ser expresso de várias formas. Por exemplo, numa secção anterior, mostrou-se (Tabela 2) que, nos idosos, as durações das distribuições parciais de tempo dos componentes N1 e P1 eram mais longas (uma indicação de maior dispersão, variabilidade e pior bloqueio de tempo) do que nos jovens.

A dispersão das deflexões que contribuem para cada componente da resposta também pode ser quantificada como o desvio padrão em torno do tempo médio dessas deflexões que contribuem para cada componente. A latência média das deflexões que contribuem para cada componente de resposta (N1, P1, N2) em ambos os grupos e o seu desvio padrão são apresentados na Tabela 4 para o elétrodo Oz. As latências médias das deflexões que contribuem para as distribuições parciais de tempo relacionadas com os componentes N1, P1 e N2 da resposta no elétrodo de Oz não diferiram entre os grupos, mas os desvios-padrão das latências para o elétrodo de Oz foram significativamente menores (menor jitter temporal) nos jovens para os componentes N1 (p = 0,011) e P1 (p = 0,0001).

Table 4. The variability of the responses within the Partial Time Distribution of Deflections for the young and elderly groups at electrode Oz.			
Mode [ms] – time of the peak number of deflections: T_{peak}	**N1**	**P1**	**N2***
Young	84.3 ± 8.7	116.5 ± 4.4	152.5 ± 11.0
Elderly	83.9 ± 15.1	113.9 ± 12.3	164.1 ± 12.4
Mean Latency of deflections [ms]	**N1**	**P1**	**N2**
Young	85.7 ± 7.1	115.7 ± 4.6	155.0 ± 12.7
Elderly	82.8 ± 11.8	121.7 ± 9.8	163.6 ± 12.4
Standard Deviation of the deflection's appearance: [ms]	**N1***	**P1***	**N2**
Young	6.9 ± 0.8	7.5 ± 1.3	11.0 ± 2.9
Elderly	8.7 ± 2.2	11.5 ± 2.7	9.7 ± 3.1
Asymmetry (mode – mean) [ms]	**N1**	**P1***	**N2**
Young	-1.4 ± 2.8	0.8 ± 3.2	-2.5 ± 13.1
Elderly	1.1 ± 4.8	-7.8 ± 11.3	0.5 ± 5.2

* Diferenças significativas entre grupos p< 0,05

Finalmente, a forma da distribuição parcial no tempo das deflexões para cada componente pode não ser simétrica em torno do tempo do pico do número de deflexões (moda). Esta assimetria pode ser expressa como a diferença em milissegundos entre o tempo da moda e o tempo da média. A Tabela 4 mostra que os idosos apresentam uma assimetria significativamente maior para o pico da distribuição parcial do tempo do componente P1 (p= .002), o que sugere uma tendência para o prolongamento da latência de P1 nos idosos, apesar de as medidas da média e da moda da latência das deflexões não diferirem significativamente entre os jovens e os idosos.

Bloqueio temporal das deflexões da resposta EEG

A magnitude do valor D pode servir como uma medida do grau de bloqueio temporal das deflexões que contribuem para um componente de resposta, uma vez que um valor D maior indica um maior grau de agrupamento das deflexões num período de tempo estreito (ver Figura 11A). Os valores de pico de D derivados das distribuições temporais parciais das deflexões nos dois grupos etários foram, por conseguinte, comparados. Estes dados são apresentados no Quadro 5 para o elétrodo Oz.

Table 5. Peak values of the D-values (from formula 1) related to the N1, P1 and N2 components of the evoked response in the young and elderly subjects at electrode Oz.			
	N1*	**P1***	**N2**
Young (n=14)	-12.3 ± 5.0	15.2 ± 4.6	-8.7 ⊥ 3.3
Elderly (n=14)	-5.3 ± 2.6	8.1 ± 3.5	-6.8 ± 4.0

* Diferenças significativas entre grupos p< 0,05

Esta análise revelou que os jovens apresentaram um maior grau de bloqueio temporal no elétrodo de Oz para os três componentes e foi significativo para N1 (p = 0,00022; teste t bicaudal) e para P1 (p = 0,00019). A Figura 11A mostra a distribuição dos valores de D para os componentes N1, P1 e N2. Pode-se observar que eles são mais altos, mais nítidos e mais estreitos nos indivíduos jovens. Pode-se concluir a partir desta secção que o tempo das respostas nos indivíduos jovens tem menos variabilidade temporal em todas as medidas utilizadas.

Comparação entre as latências dos valores D de pico das distribuições parciais temporais das

A comparação dos tempos dos picos dos valores de D para cada componente (N1, P1, N2) entre os dois grupos (jovens e idosos), apresentada na parte superior da Tabela 6, mostrou diferenças significativas apenas em relação ao componente N2 (p = 0,0415, teste t de duas caudas), que foi maior nos idosos.

A análise das latências derivadas da média convencional dos PEVs não revelou diferenças significativas nas latências dos componentes entre os grupos (Tabela 6, abaixo). A comparação entre os tempos dos picos dos valores D e as latências do PEV convencional (a partir dos mesmos dados) mostrou que as latências dos picos dos valores D foram significativamente maiores do que as do PEV com média convencional para o componente N1 [p = 0,000032 em jovens (n=14) e p = 0,0015 em idosos (n=12); teste t bicaudal pareado]. A diferença de latência oposta foi observada para N2 em jovens (p = 0,00074, teste t bicaudal pareado) e em idosos (p = 0,0032). Por outro lado, as latências do P1 do pico D e do P1 do PEV foram praticamente idênticas tanto em jovens quanto em idosos.

Table 6. Latencies of the peak D-values of the Partial Time Distributions of Deflections and of conventionally averaged VEPs in young and elderly subjects, electrode Oz.

Latency Peak D-Values [ms]	N1	P1	N2*
Young	84.5 ± 8.4	116.6 ± 3.8	146.1 ± 7.5
Elderly	86.2 ± 13.1	122.2 ± 12.0	160.4 ± 12.0
Latency Conventionally Averaged VEPs [ms]	N1	P1	N2
Young	79.6 ± 8.7	116.1 ± 4.8	160.4 ± 14.3
Elderly	76.0 ± 8.4	120.7 ± 8.0	170.4 ± 11.3

* Diferenças significativas entre grupos p< 0,05

Amplificação da amplitude das deflexões que contribuem para os componentes da resposta evocada

A amplitude média das deflexões que contribuíram para as distribuições parciais de tempo relacionadas aos componentes N1, P1 e N2 pode ser considerada como uma caraterística adicional dos processos que levam à geração do PE em indivíduos jovens e idosos. Estes foram calculados tomando a média do perfil de amplitude das deflexões que ocorreram dentro do intervalo de tempo T1-T2 específico para cada componente e determinado individualmente para cada sujeito. Estes valores são apresentados na secção superior da Tabela 7. Também se pode definir um parâmetro "amplificação" que reflecte a relação entre esta amplitude média e a amplitude média das deflexões durante a atividade de fundo (atividade pré-estímulo de 300 ms, retirada da Figura 12). Estes dados em indivíduos jovens e idosos no elétrodo de Oz são também apresentados na Tabela 7.

Table 7. Mean amplitude of the evoked period deflections (above), their ratios compared to the background period (middle) and amplitudes of the conventionally averaged VEPs related to the N1, P1 and N2 components, in the young and elderly subjects. Electrode Oz.

Mean Amplitude of evoked period Deflections μV]	N1*	P1*	N2
Young	-5.85 ± 2.88	8.50 ± 2.87	-5.32 ± 2.06
Elderly	-3.45 ± 1.10	6.41 ± 1.67	-4.54 ± 1.65
Relative Amplitude (with regard to background – pre-stimulus – activity)	N1*	P1	N2
Young	1.17 ± 0.22	1.88 ± 0.52	1.11 ± 0.44
Elderly	0.86 ± 0.15	1.78 ± 0.52	1.18 ± 0.49
Amplitudes of the conventionally averaged VEP (all trials) [μV]	N1*	P1*	N2
Young	-2.59 ± 1.86	5.49 ± 2.69	-2.25 ± 2.08
Elderly	-0.11 ± 0.56	3.32 ± 1.76	-1.52 ± 1.88

* Diferenças significativas entre grupos p< 0,05.

Note-se que a amplitude média das deflexões do período evocado é significativamente (2 tail t- test) maior nos jovens para os componentes N1 (p = 0,0028) e P1 (p = 0,0336). O rácio entre as amplitudes do período evocado e as amplitudes de fundo foi significativamente maior nos jovens apenas para o componente N1 (p = 0,00044). Na maioria dos casos, estes rácios de amplitude foram superiores a um, sendo significativos apenas para P1 [tanto nos jovens (p = 0,0000076) como nos idosos (p = 0,000053)], e para o componente N1 nos jovens (p = 0,028). Esta é uma indicação de uma amplificação das deflexões do período evocado em relação às deflexões durante a atividade de fundo. Nota-se que o grau desta amplificação para P1 não diferiu entre os grupos. Apesar de ter havido um grau de amplificação significativo em relação a N1 nos jovens (razão 1,17), o fenómeno inverso foi observado no grupo dos idosos: esta razão (valor médio 0,86) foi significativamente inferior a um (p = 0,0043, teste t bicaudal). Assim, o valor médio da amplitude base-pico das deflexões do período evocado que contribuem para o componente N1 foi mesmo diminuído (em relação à atividade de fundo) nos indivíduos idosos, ao contrário do que se verificou nos indivíduos jovens. A amplitude média das deflexões que contribuem para N2 não diferiu significativamente da atividade de fundo (rácio não diferente de um).

A comparação das amplitudes do PEV convencional entre jovens e idosos apresentou os mesmos resultados da média das amplitudes das deflexões do período evocado: houve diferença significativa para N1 (p = 0,00032, teste t bicaudal) e para P1 (0,034, teste t unicaudal), sendo que para N2 essa diferença não foi significativa.

Também é possível comparar a amplitude média das deflexões do período evocado para cada componente com a amplitude de pico do componente de onda do PEV com média convencional obtida a partir dos mesmos dados (ver Tabela 7). Nota-se que as amplitudes do PEV com média convencional são significativamente menores em relação aos valores correspondentes da amplitude média das deflexões. Isso se deve à constatação de que há uma variação temporal nas deflexões de resposta que compõem o PEV convencional e que nem todas as tentativas de estímulo deram origem a deflexões apropriadas, evidenciando que o cálculo da média convencional leva a uma perda de informação, incluindo uma mancha nas amplitudes.

Além disso, foi efectuada uma análise de correlação linear entre a amplitude média das deflexões que contribuem para os componentes do PE (N1, P1, N2) e a amplitude média das deflexões de fundo (ver Figura 14). Foi encontrada uma correlação significativa para todos os três componentes em indivíduos jovens: N1 (r = 0,85, p=0,000092; coeficiente de regressão 1,16, interceção 0,02), P1 (r = 0,76, p=0,0017; coeficiente de regressão 1,22, interceção 2,75), N2 (r = 0,55, p=0,040; coeficiente de regressão 0,68, interceção 1,90). No grupo de idosos foi encontrada uma correlação significativa entre as amplitudes evocadas e de fundo apenas para o componente N1 (r = 0,86, p=0,000077; coeficiente de regressão 1,03, interceção -0,64). A faixa de amplitudes de fundo em indivíduos jovens (2,17 - 8,23 µV) foi significativamente (p = 0,0044, teste F unicaudal) mais ampla do que em idosos (2,33 - 5,78 µV). A correlação nos indivíduos idosos entre as amplitudes do período de fundo e evocado para P1 e N2 foi pequena e não significativa.

Mean Amplitude of the N1-deflections versus Background Amplitude

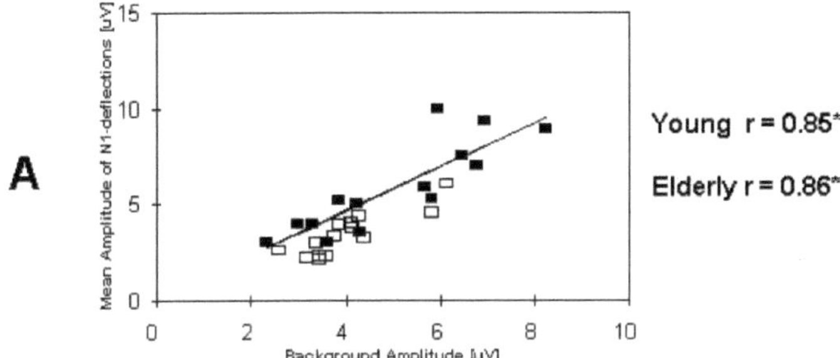

Mean Amplitude of the P1-deflections versus Background Amplitude

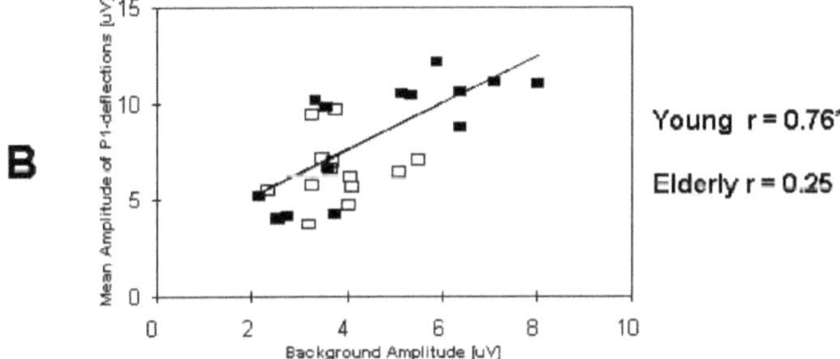

Mean Amplitude of the N2-deflections versus Background Amplitude

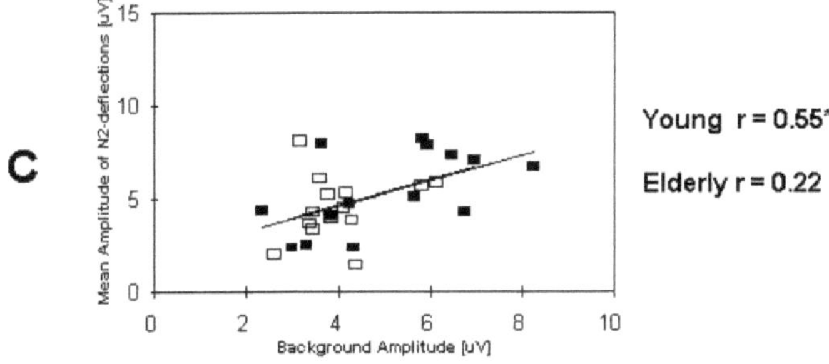

Figura 14. Gráfico de dispersão da amplitude média das deflexões durante a atividade evocada

[A: componentes N1, B: P1, C: N2] no eixo Y versus amplitude de fundo (eixo X) em indivíduos jovens (n=14) e idosos (n=14). Quadrados preenchidos: indivíduos jovens; quadrados vazios: indivíduos idosos. A linha de regressão linear é para os indivíduos jovens (os valores de r são apresentados; correlação significativa (p<0,05) assinalada por *).

Capítulo 6

Resumo dos resultados e discussão

Em estudos recentes, tem sido dada grande atenção à inter-relação entre a atividade cerebral evocada por vários estímulos e a atividade cerebral de fundo, que são consideradas como processos interligados (Woody, 1967; Basar et al. 1997; Jansen e Brandt, 1991; Rahn e Basar, 1993; Arieli et al., 1996; Kisley e Gerstein, 1999). O presente estudo introduz várias técnicas básicas para a análise da atividade eléctrica de fundo e evocada registada no couro cabeludo, com base no exame do número e da amplitude das deflexões positivas e negativas do EEG. Os principais resultados deste estudo incluem:

1. Novas técnicas de análise fornecem uma descrição da atividade EEG evocada e de fundo, que conduz a critérios estatísticos e à diferenciação quantitativa entre a atividade de fundo e a evocada, o que revelou uma inter-relação entre a atividade cerebral evocada por vários estímulos e a atividade cerebral de fundo.

2. Os métodos de análise também permitem uma avaliação das propriedades temporais da variação da atividade do PE (não acessível no PE de média convencional).

3. Uma taxa mais elevada de atividade de fundo nos sujeitos idosos, quando comparados com os jovens, em todos os 16 locais dos eléctrodos. As amplitudes das deflexões durante o período pré-estímulo (fundo) foram maiores nos jovens do que nos idosos nos eléctrodos parietais e occipitais.

4. Nos indivíduos idosos, a taxa de deflexões durante o período de atividade evocada (50-350 ms após o estímulo) foi menor do que durante o período de 300 ms pré-estímulo (background). Nos indivíduos jovens não se verificou esta diferença nas taxas de deflexão.

5. O valor crítico da desproporcionalidade das deflexões (D) (3,5 ± desvios-padrão) que foi utilizado para definir o período global de evocação

A atividade baseou-se num cálculo que depende do tempo total

O valor crítico é determinado pelo intervalo de tempo utilizado para a análise (i.e. 1300 ms) e pelo número de bins na nossa análise (i.e. 216 - bins de 6 ms). Por exemplo, se o período de registo fosse mais curto, contendo assim menos bins de 6 ms, um valor crítico menor seria suficiente para determinar a desproporcionalidade das deflexões relacionadas com a atividade evocada pelo estímulo. O inverso seria verdadeiro com um período de registo mais longo e um maior número de bins. O período total da atividade evocada no elétrodo Oz começou significativamente mais cedo nos indivíduos jovens (ver Tabela 1) e isto parece dever-se à presença de um pico positivo mais cedo, cerca de 70 ms. Este facto não se verificou nos idosos.

6. Estes novos métodos de análise permitem a geração de dois subconjuntos de ensaios de estímulos: os que contribuíram com deflexões para a distribuição temporal parcial de, por exemplo, o componente P1 e os que não contribuíram. Assim, podemos estudar as propriedades destes dois subconjuntos separadamente, o que constitui uma forma de Análise de Ensaio Único. O número médio de tentativas em todos os sujeitos (jovens e idosos) que contribuíram para o componente P1 foi de 79%. Mais uma vez, nem todas as tentativas de estímulo geraram uma resposta adequada. Não houve diferença significativa entre os números médios de tentativas de resposta (ou deflexões) entre os sujeitos jovens e idosos.

7. A análise dos três componentes do PEV (N1, P1 e N2), por meio da distribuição temporal parcial das deflexões, revelou variabilidade significativamente maior nos idosos para os componentes N1 e P1, bem como desvios-padrão significativamente maiores da latência média para os três componentes (N1, P1 e N2). O inverso ocorreu com os jovens, que apresentaram maior bloqueio temporal do estímulo e regiões temporais mais estreitas relacionadas aos componentes N1, P1 e N2 do PEV no eletrodo Oz. Maior variabilidade e pior

O bloqueio de tempo observado nos idosos pode ser indicativo de uma doença periférica relacionada com a idade.

deterioração visual e central, variação induzida pelo envelhecimento (jitter) na velocidade de condução neuronal e na transmissão sináptica.

8. Os componentes N1, P1 e N2 do PEV são gerados tanto por time-locking (reorganização do tempo das deflexões) quanto por amplificação da amplitude das deflexões do EEG e representam possíveis mecanismos envolvidos na geração da atividade evocada.

9. Os jovens apresentaram amplitudes médias significativamente mais elevadas para as deflexões dentro dos Perfis de Amplitude, bem como amplitudes de pico das médias convencionais dos mesmos dados, relacionadas com os componentes N1 e P1, do que os idosos. As amplitudes medidas com o uso dos Perfis de Amplitude foram significativamente maiores do que as amplitudes encontradas nas médias convencionais derivadas dos mesmos dados, ilustrando a distorção causada pelo cálculo da média.

10. As razões das amplitudes de pico dos Perfis de Amplitude em relação às amplitudes médias durante a atividade de fundo (pré-estímulo) para os três componentes da resposta foram superiores a um, indicando que existe amplificação durante o período evocado. Esse grau de amplificação (razão) foi maior nos indivíduos jovens para N1 e P1 e a diferença foi significativa para a onda N1.

O principal resultado do presente estudo é o desenvolvimento de novas técnicas de análise do EEG e do PE que preservam a variação momento a momento da atividade registada no couro cabeludo, ajudam a diferenciar entre a atividade eléctrica evocada e a atividade eléctrica em curso (de fundo) e fornecem uma base construtiva para o estudo de respostas evocadas únicas.

Além disso, a variabilidade das respostas individuais pode ser avaliada por este metodo.

Para além das novas informações que podem ser obtidas com a utilização do Tempo
Um aspeto importante deste trabalho, no que diz respeito aos novos métodos de análise aqui
propostos, é o facto de proporcionarem uma abordagem menos pesada e mais simplificada que pode

ser utilizada para a análise de potenciais evocados de ensaio único, o que constitui uma alternativa às metodologias anteriores que foram sugeridas. No entanto, alguns poderão considerar que o paradigma incorporado neste estudo, envolvendo um tempo de registo considerável (10 min), bem como muitas sessões de registo (6 sessões - 3 por dia), que foram realizadas em dois dias diferentes não consecutivos, é pesado. No entanto, o estudo foi inicialmente concebido desta forma devido ao facto de se tratar da primeira aplicação e investigação das novas técnicas de análise propostas, exigindo assim a realização de controlos suficientes (ou seja, mais do que um registo) para garantir a fiabilidade e a consistência dos dados e dos resultados em mais do que uma sessão e em dias diferentes, bem como para poder avaliar quaisquer possíveis alterações fisiológicas ou psicológicas que um indivíduo possa sofrer, tais como alterações de humor ou de estado de alerta, que possam induzir variações na atividade registada. Verificou-se que os dados recolhidos em 6 sessões de registo eram internamente consistentes (ver Figura 9), pelo que não é necessário continuar a utilizar 6 sessões de registo. De facto, a inspeção visual dos dados (na Figura 6) sugeriu que um mínimo de 100 ensaios de estímulo de uma sessão de registo seria suficiente para obter distribuições temporais representativas das deflexões e um mínimo de 300 ensaios de uma sessão de registo para perfis de amplitude representativos da atividade de fundo e evocada para cada sujeito individual no âmbito deste paradigma. Em estudos futuros, um menor número de registos com sessões de duração mais curta deverá fornecer dados adequados que ilustrem com fiabilidade uma imagem representativa da atividade electrocortical dos sujeitos. É importante notar que, com a utilização de diferentes tipos de estímulos (i.e. com

diferentes intensidades ou mesmo tabuleiros de verificação de inversão de padrões com diferentes tamanhos de verificação, diferentes taxas de reversão, diferentes modalidades (por exemplo, auditiva), diferentes componentes de resposta (por exemplo, P50 do PEA), etc...), bem como diferentes factores experimentais (ou seja, diferentes grupos de sujeitos ou condições de registo), o número de ensaios ou mesmo o número de sessões necessárias para obter dados representativos utilizando estas técnicas de análise propostas pode variar.

O algoritmo utilizado no presente estudo baseia-se principalmente na gama de frequências relativamente elevadas do EEG (7-30 Hz, ou seja, gama alfa e beta). O corte de alta frequência a 30

Hz deve-se à filtragem do EEG. O corte de baixa frequência a 7 Hz resulta do algoritmo, que detecta todas as deflexões sucessivas do EEG, mesmo que sejam de pequena amplitude, ignorando as flutuações de baixa frequência do EEG sobre as quais se sobrepõem as deflexões de menor amplitude e maior frequência. A sincronização das deflexões de frequência alfa-beta com o início do estímulo visual parece estar limitada a latências até 200 ms. Assim, os componentes posteriores (por exemplo, P300) podem ser gerados por ondas EEG ainda mais baixas em conteúdo de frequência. Em princípio, o método aqui descrito, baseado nas distribuições temporais das deflexões e nos perfis de amplitude, pode ser facilmente adaptado a estes componentes posteriores de frequência mais baixa, utilizando um filtro com um corte de baixa frequência (abaixo de 7 Hz) e um algoritmo ligeiramente diferente.

Estas novas técnicas de análise, baseadas nas distribuições temporais das deflexões, nos valores D e nos perfis de amplitude das deflexões antes (de fundo) e depois (evocadas) dos estímulos, conseguiram demonstrar várias diferenças importantes entre indivíduos normais jovens e idosos.

Uma vez que as mesmas novas técnicas foram utilizadas aqui para analisar tanto a atividade de fundo como a evocada, as propriedades destes dois períodos podem ser comparadas, por exemplo, a taxa de deflexões, o seu momento exato e as suas amplitudes. Foi encontrada uma maior taxa de atividade de fundo nos indivíduos idosos em comparação com os jovens em todos os 16

locais dos eléctrodos (ver Figura 12). Estes resultados parecem estar de acordo com relatos anteriores de frequências mais elevadas da gama Beta nos idosos, em comparação com os jovens (Polich e Luckritz, 1995; Polich, 1997), embora tenham sido utilizadas técnicas de análise de frequências diferentes. A razão para esta mudança nas frequências da gama Beta nos idosos não é clara.

As amplitudes das deflexões durante o período pré-estímulo (fundo) foram maiores nos jovens do que nos idosos nos eléctrodos parietais e occipitais (ver Figura 13).

Nos indivíduos idosos, a taxa de deflexões durante o período total da atividade evocada (50-350 ms após o estímulo) foi menor do que durante o período de 300 ms pré-estímulo (background). Nos indivíduos jovens não se verificou esta diferença nas taxas de deflexão.

O período global de atividade evocada no elétrodo Oz, tal como estudado na distribuição temporal das deflexões e nos valores de D, começou significativamente mais cedo nos indivíduos jovens e terminou mais tarde (ver Tabela 1) e isto pareceu dever-se à presença, na maioria dos jovens, de um pico positivo mais precoce, a cerca de 70 ms, e de um pico mais tardio, a cerca de 220 ms (ver Figura 11A). O pico mais precoce observado nos indivíduos jovens pode ser análogo ao PEV de curta latência anteriormente descrito (Pratt et al., 1982) em resposta a estímulos de flash. Este pico mais precoce de P70 observado na distribuição temporal das deflexões e dos valores D nos indivíduos jovens não foi observado nas médias convencionais derivadas dos mesmos dados. Isso pode estar relacionado ao fato de que, ao contrário do PEV convencional, que calcula a média tanto do tempo quanto da amplitude das ondas, a análise dos valores D considera apenas o tempo. Assim, é possível que a onda P70, por ter uma amplitude menor do que as ondas N1, P1 e N2 posteriores e por apresentar maior variabilidade de amplitude, não seja facilmente evidenciada nas médias convencionais. Também é possível que as componentes N1, P1 e N2 sofram uma amplificação maior do que a componente P70. Além disso, a distribuição temporal das deflexões e dos valores D enfatiza a atividade numa gama de frequências mais elevada (Beta), com menor representação da atividade em gamas de frequências mais baixas, como a atividade teta, delta e alfa. Em contraste, as médias convencionais levam em conta todas as quatro faixas de freqüência. Assim, é possível que o componente P70 seja gerado mais pela atividade Beta do que os componentes N1, P1 e N2. Todos estes factores em conjunto podem contribuir para a conclusão de que o P70 não é visto claramente nos dados da média convencional. É necessária uma investigação mais aprofundada para analisar estes factores e a razão pela qual o componente P70 não foi observado nos idosos.

A duração mais longa e a terminação mais tardia do período global de resposta que se verificou nos jovens, mas não em todos os idosos, deveu-se a um pico mais tardio, de aproximadamente 220 ms. Este pico posterior pode estar relacionado com um componente que tem sido referido como o componente P2. Uma vez que se pensa que os componentes de latência mais longa podem estar relacionados com processos cognitivos, é possível que o componente P2 possa refletir um processamento de ordem mais elevada, uma vez que os sujeitos foram instruídos a contar os cliques auditivos. Assim, a ausência do componente P2 nos idosos pode dever-se ao declínio cognitivo relacionado com a idade.

Um resultado adicional interessante, que não diferiu entre sujeitos jovens e idosos, foi a constatação de que apenas cerca de 79% das tentativas de estímulo único contribuíram com deflexões positivas dentro do período de tempo do componente P1. Assim, os ensaios de estímulo único numa sessão (300) podem ser divididos em dois subconjuntos de ensaios, o subconjunto um que contribuiu com deflexões positivas durante a distribuição temporal parcial do componente P1 e o subconjunto dois, que não contribuiu com tais deflexões. Uma comparação pormenorizada das propriedades específicas (distribuições temporais, valores D, perfis de amplitude e médias dos PEV) dos dois subgrupos de provas (as que contribuíram com deflexões, separadamente das que não contribuíram) durante a atividade de fundo e evocada pode contribuir para a compreensão das razões da ausência de deflexões adequadas no segundo subgrupo. Finalmente, a ausência de diferenças relacionadas à idade em relação à porcentagem de tentativas de estímulo que evocaram uma resposta P1 é digna de nota, considerando o fato de que foram encontradas diferenças em relação a outros parâmetros de resposta e às mudanças degenerativas nos idosos quando comparados aos jovens. Isto pode sugerir que a geração de deflexões apropriadas relacionadas com um determinado componente (ou seja, P1) pode ser menos afetada pelas alterações neuropatológicas relacionadas com a idade e até permanecer intacta na velhice. Este facto requer uma investigação mais aprofundada.

Outro achado interessante do presente estudo foi a maior variabilidade temporal observada nos idosos na maioria das medidas utilizadas neste estudo: duração de uma distribuição parcial de tempo, desvio padrão em torno do tempo médio de cada componente, assimetria entre a moda e a média da distribuição parcial de tempo e a magnitude do valor D. Esse aumento da variabilidade nos idosos é um sinal de pior bloqueio temporal e pode explicar parcialmente a redução significativa das amplitudes médias convencionais do PE nos idosos.

De todos os parâmetros de resposta deste estudo (como a distribuição temporal da deflexão, os valores D, os perfis de amplitude, a amplificação e a variância), apenas a latência e as amplitudes das médias convencionais derivadas dos mesmos dados podem ser comparadas diretamente com os estudos da literatura, uma vez que estes utilizaram apenas médias convencionais. A seguir, comparamos os achados dos componentes N1, P1 e N2 com os achados comparáveis da literatura.

Medidas de latência

N1

No nosso estudo, não houve diferenças significativas relacionadas com a idade para as latências do componente N1 das médias convencionais (e para as latências dos valores de pico D-derivados dos mesmos dados). Existem vários relatos de alterações relacionadas com a idade no que respeita à onda N1. Num estudo de Allison et al. (1984) que testou os PREP em 286 indivíduos saudáveis com idades compreendidas entre os 4 e os 95 anos, os autores referem um aumento da latência da onda N1 ao longo de toda a faixa etária. Outros autores também relataram latências mais longas em idosos para a onda N1 quando comparados a indivíduos jovens (Celesia e Daly, 1977; Kjaer, 1980; Snyder et al., 1981; Shaw, 1984; La Marche et al., 1986; Emmerson et al., 1994). Celesia et al. (1987), que efectuaram gravações separadas de PREP em 112 indivíduos normais com idades compreendidas entre os 20 e os 70 anos, com dois tamanhos diferentes de tabuleiro de controlo 15' e 31', encontraram um aumento da latência N1 nos idosos quando utilizaram o tamanho de tabuleiro de controlo 15', mas nas gravações em resposta aos tabuleiros de controlo 31', não encontraram quaisquer diferenças significativas relacionadas com a idade para a onda N1. No presente estudo, utilizámos um tamanho de controlo relativamente grande (81'), pois pensámos que facilitaria a visualização em indivíduos idosos que são susceptíveis à degeneração da retina relacionada com a idade. Considerando os resultados relatados por Celesia et al. (1987) e o facto de termos utilizado um tamanho de controlo relativamente grande, talvez a ausência de diferenças relacionadas com a idade seja uma indicação de que, à medida que o tamanho do controlo aumenta, o estímulo de inversão do padrão se torna menos sensível às diferenças de latência entre indivíduos jovens e idosos.

Embora não tenha havido diferenças significativas de latência para os valores de pico D e para as latências das médias convencionais dos mesmos dados para o componente N1 entre os dois grupos no nosso estudo, os idosos mostraram uma tendência para latências mais precoces do que os jovens no que diz respeito às latências derivadas das médias convencionais (ver Tabela 6), e isso pode estar relacionado com os resultados relatados por Kugler (1999), que registou PREPs para um grupo de 289 indivíduos saudáveis com idades entre os 18 e os 98 anos e descobriu que as latências N1 eram realmente mais precoces para o grupo de idosos em comparação com o grupo de jovens.

Um achado adicional deste estudo, relacionado às medidas de latência, é o fato de as latências dos valores de pico D de N1 serem significativamente mais longas do que as encontradas na média convencional do PEV a partir dos mesmos dados, tanto no grupo jovem quanto no grupo idoso (ver Tabela 6). Essa discrepância pode ser parcialmente devida ao procedimento convencional de cálculo da média, que inclui todas as tentativas, enquanto as distribuições parciais de tempo são compostas apenas pelas tentativas que contribuíram com deflexões para os componentes específicos que estão sendo analisados (ver discussão sobre os 2 subconjuntos acima).

P1

Neste estudo, não foram encontradas diferenças na latência de P1 nas médias convencionais entre os dois grupos deste estudo. [O mesmo ocorreu com as latências dos valores de pico D derivados dos mesmos dados]. Isso está em desacordo com o achado amplamente relatado em estudos de que o componente P1 do PEV de reversão de padrão dos dados de média convencional mostra um aumento significativo na latência após as 6[a] e 7[a] décadas de vida (Asselman et al., 1975; Celesia e Daly, 1977; Kjaer 1980; Shaw e Cant, 1980; Snyder et al., 1981; Sokol et al., 1981; Allison et al., 1984; Kazis et al., 1983; Allison et al., 1984; Shaw, 1984; Verma e Kooi, 1984; Tobimatsu et al., 1993; Emmerson et al., 1994). Uma exceção notável a estes resultados foi relatada por Celesia et al. (1987) que, como mencionado acima, realizaram gravações separadas de PREPs com dois tamanhos diferentes de tabuleiro de xadrez 15' e 31'. As placas de 15' revelaram o aumento da latência de P1 nos idosos, mas as gravações que utilizaram as placas de 31' não revelaram diferenças significativas da latência de P1 entre jovens e idosos. Assim, a ausência de diferenças na latência de P1 em nosso estudo pode ser devida ao grande tamanho do checkerboard (81') que utilizamos (ver discussão sobre os achados de N1). Outra exceção notável foi relatada por Kugler (1999), que verificou que o componente P1 do PEV não revelou alterações significativas na latência relacionadas à idade. [Assim, os nossos resultados em relação aos tempos de pico dos valores D (sem diferença entre jovens e idosos) estão de acordo com estes últimos estudos].

Ao comparar as latências dos valores de pico D com as latências do PEV com média convencional para o componente P1 em nossos resultados, as latências foram aproximadamente as mesmas para ambas as medidas de latência, tanto nos grupos jovens quanto nos idosos (ver Tabela 6) (ver também a discussão sobre os achados relacionados ao N1).

N2

Em nosso estudo, não houve diferenças em relação à latência do componente N2 do PEV, convencionalmente médio, entre jovens e idosos. Snyder et al. (1981) também relataram que não houve diferenças na latência de N2 entre os grupos de jovens e idosos em seu estudo. No entanto, Kjaer (1980) relatou que a latência do N2 (referido como N135) nos idosos era mais curta do que no grupo jovem. Em contraste com esses achados, há relatos de aumento da latência após a década de 6ª para o componente N2 (Allison et al. 1984; La Marche et al. 1986; Shaw, 1984 e Sidman et al. 1991).

Uma caraterística adicional do componente N2 foi encontrada quando se avaliou a distribuição parcial de tempo para N2, revelando que vários idosos apresentavam não apenas um pico na faixa de tempo de N2, mas muitas vezes dois picos com latências ligeiramente diferentes (isso pode ser visto nas Figuras 11A e 11B). O primeiro pico de N2, que apareceu em muitos idosos (145 ms), muitas vezes tinha aproximadamente a mesma latência que o pico único de N2 nos jovens

(146 ms). Um segundo pico de N2 apareceu em muitos dos idosos aos 160 ms. É importante notar que os idosos que apresentavam apenas um único pico de N2 tinham latências mais longas (160 ms) do que o único pico de N2 nos jovens (146 ms). Isto sugere que a latência da média convencional do componente N2 pode, de facto, ser o resultado da média de dois subcomponentes (isto é, N2a e N2b), o que dá um valor de latência semelhante ao dos indivíduos jovens. Kjaer (1980) também referiu que o N2 era o componente mais variável da forma de onda num grupo normal de indivíduos jovens e idosos, pelo que teve de omitir as suas latências da análise.

Semelhante aos estudos que relataram aumento da latência da média convencional de N2 em idosos (Allison et al. 1984; La Marche et al. 1986; Shaw, 1984 e Sidman et al. 1991), no presente estudo houve diferenças significativas relacionadas à idade no que diz respeito às latências dos valores de pico de D, sendo que os idosos apresentaram latências mais longas do valor de D. Como nem todos os idosos apresentaram o pico mais precoce, apenas o último pico foi incluído na comparação das latências dos valores de pico de D no presente estudo, resultando, assim, em latências de valor de D significativamente mais longas nos idosos (ver Tabela 6).

Novamente, quando comparamos as latências dos valores de pico D com as latências da média convencional do PEV para o componente N2, as latências dos valores de pico D foram significativamente menores do que as encontradas na média convencional do PEV, tanto nos grupos jovens quanto nos idosos (ver Tabela 6) (ver também a discussão sobre os achados relacionados a N1).

Quando foram encontradas latências N1, P1 ou N2 mais longas nos idosos, estas foram explicadas pelas alterações retinianas e neuronais mencionadas anteriormente. Nem todos os autores encontraram latências tão longas nos idosos. Shaw e Cant (1980) sugeriram que a discrepância entre os resultados publicados pode ser parcialmente explicada pelas diferentes luminâncias de padrão utilizadas, bem como por outras diferenças noutros parâmetros de estímulo. Por exemplo, como discutido anteriormente, Celesia et al. (1987) descobriram que a latência P1 estava aumentada em idosos com tamanhos de verificação menores usados em PREPs. Isto não se verificou quando foram utilizados tamanhos de controlo maiores. Este facto sugere um efeito diferencial do envelhecimento nos vários canais de frequência espacial do sistema visual.

Medidas de amplitude

As amplitudes dos PEVs em jovens e idosos também foram amplamente estudadas, mas as medidas de amplitude são muito mais variáveis do que os achados referentes à latência de P1. No presente estudo, as amplitudes dos componentes N1 e P1 derivadas do PEV convencional do elétrodo de Oz foram significativamente maiores nos jovens do que nos idosos (ver Tabela 7), como também foi relatado anteriormente para os componentes N1 do PEV de reversão de padrão em vários estudos (Kjaer, 1980; Sidman et al. 1991) e P1 (Kjaer, 1980; Shaw e Cant; 1981). Em contraste com estes, não foram encontradas alterações significativas de amplitude relacionadas com a idade noutros estudos para as amplitudes dos componentes N1 (Celesia e Daly, 1977; Allison et al., 1984; La Marche et al., 1986; Celesia et al., 1987; Emmerson et al, 1994) e P1 (Celesia e Daly, 1977; Kazis et al., 1983; Allison et al., 1984; Verma e Kooi, 1984; La Marche et al., 1986; Celesia et al., 1987; Sidman et al. 1991; Tobimatsu et al., 1993; Emmerson et al., 1994; Kugler, 1999) entre jovens e idosos. Essas discrepâncias em relação às amplitudes do PEV podem ser devidas a diferentes tamanhos de amostras e desenhos experimentais, que poderiam produzir diferentes achados de amplitude em relação à idade, uma vez que as medidas de amplitude são geralmente mais variáveis. Não foram observadas diferenças entre os grupos nas amplitudes do componente N2 derivado do PEV convencional do eletrodo de Oz. Achados anteriores também corroboram a ausência de diferenças notáveis entre os grupos no que se refere à amplitude N2 do PEV (Allison et al., 1984; La Marche et al. 1986), como foi observado no presente estudo.

No presente estudo, também foram encontradas diferenças significativas entre os grupos no que diz respeito às amplitudes médias dos componentes N1 e P1 derivadas dos perfis de amplitude, que foram maiores nos jovens do que nos idosos (ver Tabela 7). Não foram encontradas diferenças entre os grupos em relação às amplitudes médias do componente N2 derivadas dos perfis de amplitude.

As amplitudes medidas com os perfis de amplitude foram significativamente maiores do que as amplitudes encontradas nas médias convencionais derivadas dos mesmos dados, ilustrando a distorção causada pelo cálculo da média (ver Tabela 7). Isto deve-se provavelmente ao facto de o procedimento convencional de cálculo de médias utilizar todas as tentativas de estímulo numa sessão, incluindo aquelas que não contribuíram com deflexões para a resposta, enquanto o perfil de amplitude, por definição, é constituído apenas pelas deflexões que ocorreram dentro das distribuições temporais parciais relevantes de cada componente. Assim, as médias convencionais são "diluídas" por ensaios que não contribuem. Além disso, a variação temporal das deflexões também provoca uma redução das amplitudes médias convencionais do PE. Esta constatação realça uma das principais vantagens destas novas técnicas de análise.

As razões entre as amplitudes médias dos perfis de amplitude (período evocado) em relação às amplitudes médias durante a atividade de fundo (pré-estímulo) para o componente P1 foram maiores que um, tanto em jovens quanto em idosos, indicando que há amplificação durante o período evocado. Não houve diferença no grau de amplificação (razão) de P1 entre jovens e idosos. Uma vez que a amplitude média de P1 nos jovens foi significativamente maior do que nos idosos, o achado de rácios de amplitude semelhantes para P1 em jovens e idosos deve-se provavelmente às menores amplitudes de atividade de fundo nos idosos no elétrodo de Oz (ver Figura 13). Também foi obtida uma amplificação significativa para o componente N1 nos jovens, mas o fenómeno oposto (razão significativamente inferior a um) foi obtido nos idosos (ver Tabela 7).

Verificou-se também uma dependência positiva significativa (correlação linear positiva) entre as amplitudes de deflexão do período evocado para todos os componentes (N1, P1, N2) e as amplitudes de fundo nos indivíduos jovens, e para o componente N1 também nos idosos. Isto sugere uma forte ligação entre a atividade de fundo e a atividade evocada (por exemplo, se houver uma atividade de fundo de baixa amplitude, haverá também um nível mais baixo de amplitude da atividade evocada e vice-versa).

Ao considerar os resultados globais das distribuições temporais das deflexões e dos perfis de amplitude, é provável que as latências mais longas, as amplitudes reduzidas e a maior variabilidade temporal observadas nos idosos se devam a alterações relacionadas com a idade, por exemplo na retina (Porceddu et al., 1990), no nervo ótico (Dolman et al, 1980), à diminuição das velocidades de condução nervosa (Dorfman e Bosley, 1979), à diminuição do número de sinapses por unidade de volume de tecido cerebral (Bertoni-Freddari et al., 1996), à atrofia da substância branca (Meier-Ruge et al., 1992), à redução dos neurotransmissores (Allen et al., 1983) e à diminuição da mielina (Lintl e Braak, 1983). Estas alterações anatómicas e funcionais observadas durante o envelhecimento induziriam uma maior variância (jitter) na velocidade de condução neuronal e na transmissão sináptica, com um processamento de sinal menos consistente, uma maior variabilidade e latências mais longas. Por outro lado, os jovens têm uma condução e um processamento cortical intactos, o que leva a uma maior consistência e a uma menor variabilidade na resposta aos estímulos (i.e. bloqueio temporal). A análise topográfica das diferenças de latências na distribuição temporal parcial dos vários componentes, dos valores D e das amplitudes médias dos perfis de amplitude também pode fornecer informações adicionais sobre as alterações corticais relacionadas com a idade associadas aos PEs visuais.

Em última análise, parece que o aparecimento de um pico (componente) na média convencional do PE em resposta a estímulos repetidos é provavelmente determinado por dois mecanismos principais: o bloqueio temporal das deflexões e um aumento da amplitude dessas deflexões (amplificação - ou seja, a amplitude das deflexões durante o período específico é maior do que durante a atividade de fundo). Este último mecanismo pode ser atribuído a uma sincronização reforçada da atividade sináptico-dendrítica

potenciais no córtex iniciados pelos estímulos. O grau de possíveis influências da quantidade de tempo de bloqueio das deflexões e da sua amplificação no PE final deve ser investigado em estudos posteriores. Estas novas técnicas também podem ser utilizadas no futuro para avaliar se a habituação ocorreu durante o registo e em que momento da sessão.

Os novos métodos aqui apresentados fornecem uma grande quantidade de informação adicional relativa às diferenças relacionadas com a idade entre jovens e idosos. Isto diz respeito tanto à atividade cortical diretamente relacionada com a resposta como à atividade de fundo. Esta informação adicional não está disponível quando se analisam os dados utilizando apenas técnicas convencionais de cálculo da média ou de análise espetral. Estas novas técnicas fornecem complementos precisos e fiáveis à média convencional, de modo que a atividade de fundo e evocada pode agora ser descrita também utilizando as distribuições temporais de deflexões, valores D e perfis de amplitude com menos perda ou distorção de dados. Contribui também para a análise de um único ensaio. A técnica convencional de cálculo da média do PE também pode ser melhorada, utilizando apenas os ensaios de estímulo que contribuem com deflexões para os vários componentes da resposta. Estas técnicas também demonstraram claramente uma forte dependência da atividade do período evocado em relação à atividade de fundo, no que diz respeito ao tempo e à amplitude. Por conseguinte, é provável que estas técnicas permitam aos investigadores aceder a informações importantes relativas a diferenças fisiológicas subjacentes numa vasta gama de grupos, bem como a vários tipos de neuropatologia que, de outro modo, não seriam possíveis utilizando as formas de análise mais convencionais.

Referências

Allen SJ, Benton JS, Goodhardt MJ, Haan EA, Sims NR, Smith CC, Spillane JA, Bowen DM, Davison AN. Biochemical evidence of selective nerve cell changes in the normal ageing human and rat brain. J Neurochem 1983;41:256-265.

Allison T, Hume AL, Wood CC, Goff WR. Developmental and aging changes in somatosensory, auditory and visual evoked potentials. Electroencephalogr Clin Neurophysiol 1984;58:14-24.

Arieli A, Sterkin A, Grinvald A, Aertsen A. Dynamics of ongoing activity: explanation of the large variability in evoked cortical responses. Science 1996;273:1868-1871.

Asselman P, Chadwick DW, Marsden DC. Respostas evocadas visuais no diagnóstico e tratamento de pacientes com suspeita de esclerose múltipla. Brain 1975;98:261-282.

Basar E, Rahn E, Demiralp T, Schurmann M. Spontaneous EEG theta activity controls frontal visual evoked potential amplitudes. Electroencephalogr Clin Neurophysiol 1998;108:101-109.

Basar E, Schurmann M, Basar-Eroglu C, Karakas S. Alpha oscillations in brain functioning: an integrative theory. Int J Psychophysiol 1997;26:5-29.

Bertoni-Freddari C, Fattoretti P, Paoloni R, Caselli U, Galeazzi L, Meier-Ruge W. Synaptic structural dynamics and aging. Gerontology 1996;42:170-180.

Braak H, Braak E. Morfologia do isocórtex humano em indivíduos jovens e idosos: achados qualitativos e quantitativos. In: Ulrich J, editor. Histology and histopathology of the aging brain. Basel: Karger S, 1988:1-15.

Buchthal F, Rosenfalck A. Evoked action potentials and conduction velocity in human sensory nerves (Potenciais de ação evocados e velocidade de condução em nervos sensoriais humanos). Brain Res 1966;3:1-122.

Celesia GG, Archer CR, Kuroiwa Y, Goldfader PR. Função visual do sistema extragenículo-calcarina no homem: relação com a cegueira cortical. Arch Neurol 1980;37:704-706.

Celesia GG, Daly RF. Efeitos do envelhecimento nas respostas evocadas visuais. Arch Neurol 1977;34:403-407.

Celesia GG, Kaufman D, Cone S. Effects of age and sex on pattern electroretinograms and visual evoked potentials. Electroencephalogr Clin Neurophysiol 1987;68:161- 171.

Cobb WA, Dawson GD. The latency and form in man of the occipital potentials evoked by bright flashes. J Physiol 1960;152:108-121.

Dolman CL, McCormick AQ, Drance SM. Envelhecimento do nervo ótico. Arch Ophthalmol 1980;98:2053-2058.

Dorfman LJ, Bosley TM. Age-related changes in peripheral and central nerve conduction in man (Alterações relacionadas com a idade na condução nervosa periférica e central no homem). Neurology 1979;29:38-44.

Downie AW, Newell DJ. Condução nervosa sensorial em pacientes com diabetes mellitus e controlos. Neurology 1961;11:876-882.

Drechsler F. Quantitative analysis of neurophysiological processes of the aging CNS.

J Neurol 1978;218:197-213.

Dustman RE, Shearer DE, Emmerson RY. EEG e potenciais relacionados com eventos no envelhecimento normal. Prog Neurobiol 1993;41:369-401.

Emmerson-Hanover R, Shearer DE, Creel DJ, Dustman RE. Pattern reversal evoked potentials: gender differences and age-related changes in amplitude and latency.

Electroencephalogr Clin Neurophysiol 1994;92:93-101.

Ford JM, Pfefferbaum A. Event-related potentials and eyeblink responses in automatic and controlled processing: effects of age. Electroencephalogr Clin Neurophysiol 1991;78:361-377.

Ford JM, White P, Lim KO, Pfefferbaum A. Os esquizofrénicos têm menos e mais pequenos P300s: uma análise de um único ensaio. Biol Psychiatry 1994;35:96-103.

Giaquinto S. Aging and the nervous system (Envelhecimento e sistema nervoso). Chichester: Wiley, 1988: 34-69.

Gartner S, Henkind P. Aging and degeneration of the human macula: outer nuclear layer and photoreceptors (Envelhecimento e degeneração da mácula humana: camada nuclear externa e fotorreceptores). Brit J Ophthalmol 1981;65:23-28.

Giacobini E. Cholinergic Receptors in human brain: effects of aging and Alzheimer disease (Receptores colinérgicos no cérebro humano: efeitos do envelhecimento e da doença de Alzheimer). J Neurosci Res 1990;27:548-560.

Halliday AM, Michael WF. Changes in pattern-evoked responses in man associated with the vertical and horizontal meridians of the visual field. J Physiol 1970;208:499- 513.

Hillyard SA, Picton TW. Eletrofisiologia da cognição. In: Mountcastle VB et al., editor. Handbook of Physiology Vol. V: Higher functions of the brain, Part 2. Baltimore: Sociedade Americana de Fisiologia, 1987: 519-583.

Hubel DH, Wiesel TN. Campos receptivos de neurónios individuais no córtex estriado do gato. J Physiol 1959;148:574-591.

Hubel DH, Wiesel TN. Campos receptivos e arquitetura funcional do córtex estriado do macaco. J Physiol 1968;195:215-243.

Hubel DH, Wiesel TN. Regularidade da sequência e geometria das colunas de orientação no córtex estriado do macaco. J Comp Neurol 1974;158:267-293.

Iwangoff P, Armbruster R, Enz A, Meier-Ruge W. Enzimas glicolíticas do córtex cerebral autóptico humano: Casos de envelhecimento normal e de demência. Mech Aging Dev 1980;14: 203-209.

Jansen BH, Brandt ME. The effect of the phase of prestimulus alpha activity on the averaged visual evoked response. Electroencephalogr Clin Neurophysiol 1991;80:241-250.

Jeffreys DA, Axford JG. Localizações de origem de componentes específicos de padrões de potenciais evocados visuais humanos: I. Componente de origem cortical estriada. Exp Brain Res 1972;16:1-21.

Kazis A, Vlaikidis P, Pappa P, Papanastasiou J, Vlahveis G, Routsonis K. Somatosensory and visual evoked potentials in human aging. Electromyogr Clin Neurophysiol 1983;23:49-59.

Kiloh LG, McComas AJ, Osselton JW, Upton ARM. Clinical Electroencephalography. Londres: Butterworths, 1981:1-80.

Kisley MA, Gerstein GL. Variabilidade de tentativa para tentativa e modulação dependente do estado das respostas evocadas pela audição no córtex. J Neurosci 1999;19:10451-10460.

Kjaer M. Visual evoked potentials in normal subjects and patients with multiple sclerosis (Potenciais evocados visuais em indivíduos normais e pacientes com esclerose múltipla). Ata Neurol Scand 1980;62:1-13.

Kugler C FA. Interrelations of age, sensory functions, and human brain signal processing. J Gerontology 1999;54: B231-B238.

La Marche JA, Dobson WR, Cohn NB, Dustman RE. Amplitudes dos potenciais evocados visualmente para estímulos padronizados: comparações entre idade e sexo. Electroencephalogr Clin Neurophysiol 1986;65:81-85.

Lesevre N, Joseph JP. Modificações do potencial evocado por padrão (PEP) em relação à parte estimulada do campo visual. Electroencephalogr Clin Neurophysiol 1979;47:183-203.

Lintl P, Braak H. Perda de fibras mielinizadas intracorticais: uma alteração distinta relacionada com a idade na área estriada humana. Ata Neuropathol (Berl) 1983;61:178-182.

Meier-Ruge W, Ulrich J, Bruhlmann M, Meier E. Age-related white matter atrophy in the human brain. Ann N Y Acad Sci 1992;673:260-269.

Michael WF, Halliday AM. Diferenças entre a distribuição occipital das respostas evocadas pelo padrão de campo superior e inferior no homem. Brain Res 1971;32:311-324.

Niedermeyer E, Lopes da Silva F. In: Eletroencefalografia: Princípios básicos, aplicações clínicas e áreas afins. Baltimore-Munique: Urban and Schwarzenberg, 1987:1-55.

Picton TW, Lins OG, Scherg M. O registo e a análise de potenciais relacionados com eventos. In: Johnson Jr.R, Baron JC, editores. Handbook of neuropsychology Vol.10: Amesterdão: Elsevier, 1995: 3-73.

Polich J. EEG e avaliação ERP do envelhecimento normal. Electroencephalogr Clin Neurophysiol 1997;104:244-256.

Polich J, Luckritz JY. EEG e ERP em indivíduos jovens e idosos. In: Karmos G, Molnar M, Csepe V, Czigler I e Desmedt JS, editores Perspectives of Event-Related Potentials Research (EEG Suppl. 44). Amsterdam: Elsevier, 1995:358-368.

Porceddu ML, De Montis G, Pepitoni S, Toffano G, Biggio G. Failure of dark adaptation to upregulate D-1 dopamine receptors in retina of senescent rats. Neurobiol Aging 1990;11:105-109.

Pratt H, Bleich N, Berliner E. Short latency visual evoked potentials in man. Electroencephalogr Clin Neurophysiol 1982;54:55-62.

Rahn E, Basar E. A atividade EEG pré-estímulo influencia fortemente a resposta evocada auditiva do vértice: um novo método de cálculo seletivo da média. Int J Neurosci 1993;69:207- 220.

Schroder H, Giacobini E, Struble RG, Zilles K, Maelicke A, Luiten PGM, Strosberg AD. Cellular distribution and expression of cortical acetylcholine receptors in aging and Alzheimer's disease (Distribuição celular e expressão dos receptores de acetilcolina corticais no envelhecimento e na doença de Alzheimer). Ann N Y Acad Sci 1991;640:189-192.

Semlitsch HV, Anderer P, Schuster P, Presslich O. Uma solução para a redução fiável e válida de artefactos oculares, aplicada ao ERP P300. Psychophysiology 1986;23:695-703.

Shaw NA. Alterações nos componentes corticais do potencial evocado visual com a idade no homem. Aust J Exp Biol Med Sci 1984;62:771-778.

Shaw NA, Cant BR. Age-dependent changes in the amplitude of the pattern visual evoked potential. Electroencephalogr Clin Neurophysiol 1981; 51:671-673.

Shaw NA, Cant BR. Age-dependent changes in the latency of the pattern visual evoked potential. Electroencephalogr Clin Neurophysiol 1980;48:237-241.

Sidman RD, Major DJ, Ford MR, Ramsey GG, Schlichting C. Age-related features of the resting pattern-reversal visual evoked response using the dipole localization method and cortical imaging technique. J Neurosci Methods 1991;37:27-36.

Snyder EW, Dustman RE, Shearer DE. Amplitudes do potencial evocado de inversão de padrão: alterações ao longo da vida. Electroencephalogr Clin Neurophysiol 1981;52:429-434.

Sokol S, Moskowitz A, Towle VL. Alterações relacionadas com a idade na latência do potencial evocado visual: influência do tamanho da verificação. Electroencephalogr Clin Neurophysiol 1981;51:559-562.

Taylor M J. The role of event-related potentials in the study of normal and abnormal cognitive development. In: Johnson R Jr., Baron JC, editores. Handbook of neuropsychology Vol. 10. Amsterdam: Elsevier, 1995:187-211.

Tobimatsu S, Kurita-Tashima S, Nakayama-Hiromatsu M, Akazawa K, Kato M.

Alterações relacionadas com a idade nos potenciais evocados visuais padrão: efeitos diferenciais da luminância, do contraste e do tamanho do controlo. Electroencephalogr Clin Neurophysiol 1993;88:12-19.

Verma NP, Kooi KA. Fator de género na latência mais longa do P100 em pessoas idosas. Electroencephalogr Clin Neurophysiol 1984;59:361-365.

Vrabec F. Alterações senis nas células ganglionares da retina humana. Brit J Ophthal 1965;49:561-572.

Willis WD Jr. O córtex cerebral e as funções superiores do sistema nervoso. In: Berne RM, Levy MN, editores. Physiology. St. Louis: Mosby, 1998: 249-266.

Woody CD Caracterização de um filtro adaptativo para a análise de sinais neuroeléctricos de latência variável. Med Biol Eng 1967;5:539-553.

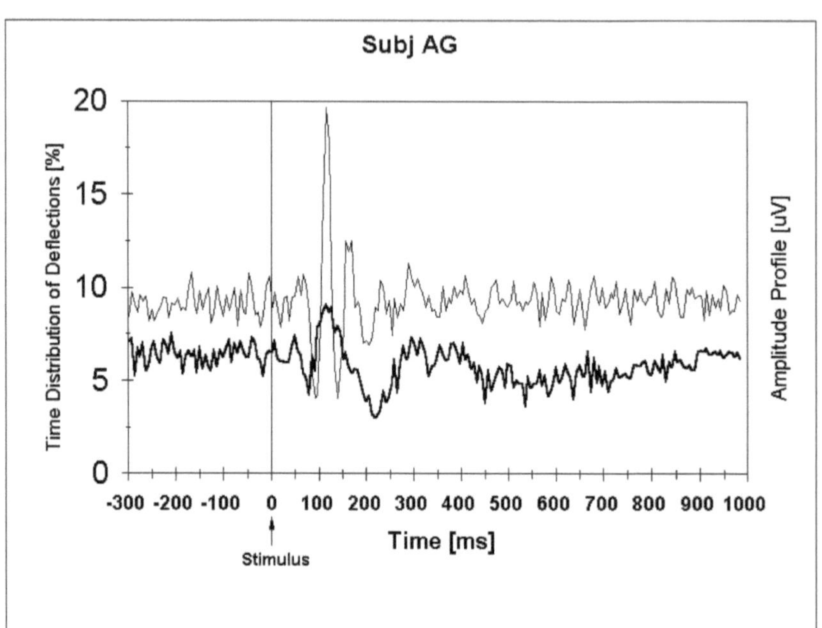
Subj AG
Time Distribution of Deflections [%]
Amplitude Profile [uV]
20
15
10
5
0
-300 -200 -100 0 100 200 300 400 500 600 700 800 900 1000
Time [ms]
Stimulus

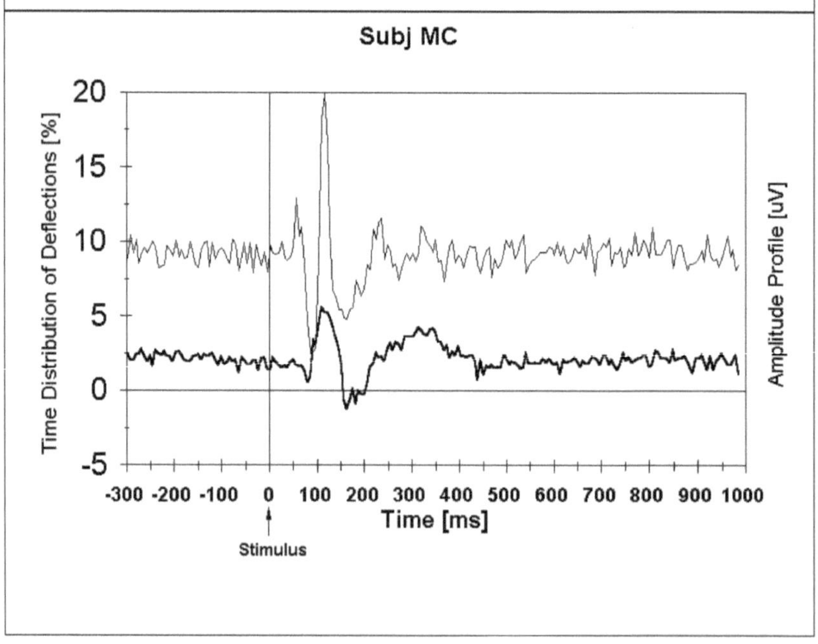
Subj MC
Time Distribution of Deflections [%]
Amplitude Profile [uV]
20
15
10
5
0
-5
-300 -200 -100 0 100 200 300 400 500 600 700 800 900 1000
Time [ms]
Stimulus

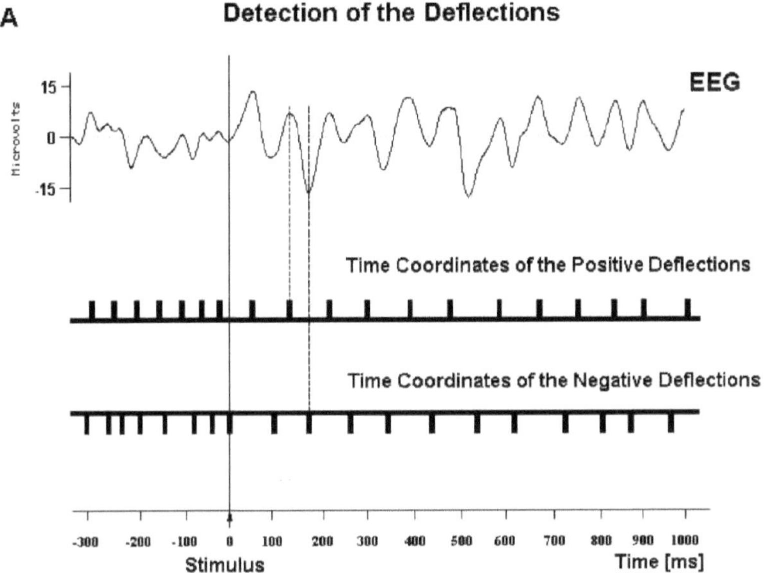
A
Detection of the Deflections
EEG
Microvolts
15
0
-15
Time Coordinates of the Positive Deflections
Time Coordinates of the Negative Deflections
-300 -200 -100 0 100 200 300 400 500 600 700 800 900 1000
Stimulus
Time [ms]

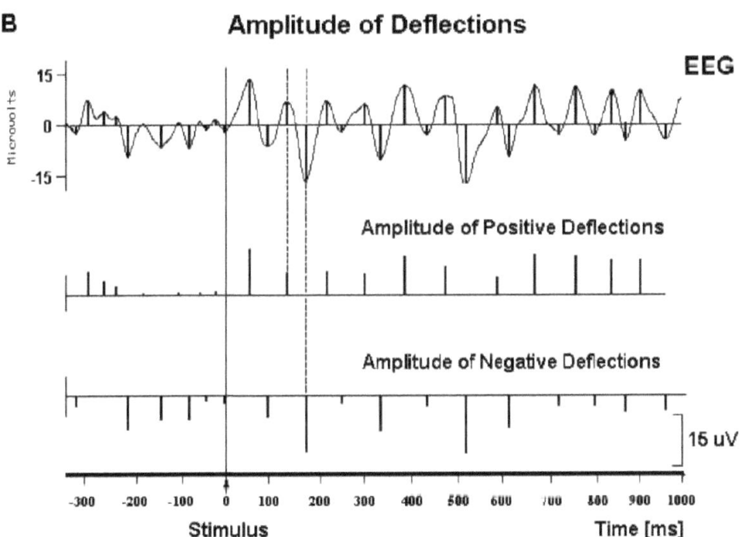
B
Amplitude of Deflections
EEG
Microvolts
15
0
-15
Amplitude of Positive Deflections
Amplitude of Negative Deflections
15 uV
-300 -200 -100 0 100 200 300 400 500 600 700 800 900 1000
Stimulus
Time [ms]

A — Time Distributions of the Deflections

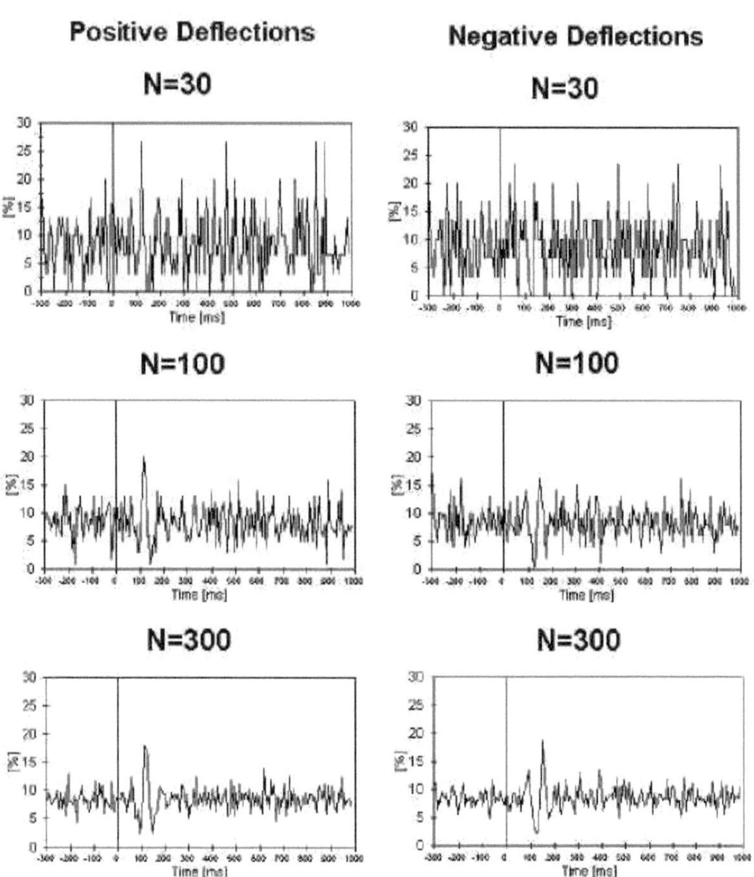

B   Amplitude Profiles
Positive Deflections
Negative Deflections
N=30
N=30
N=100
N=100
N=300
N=300

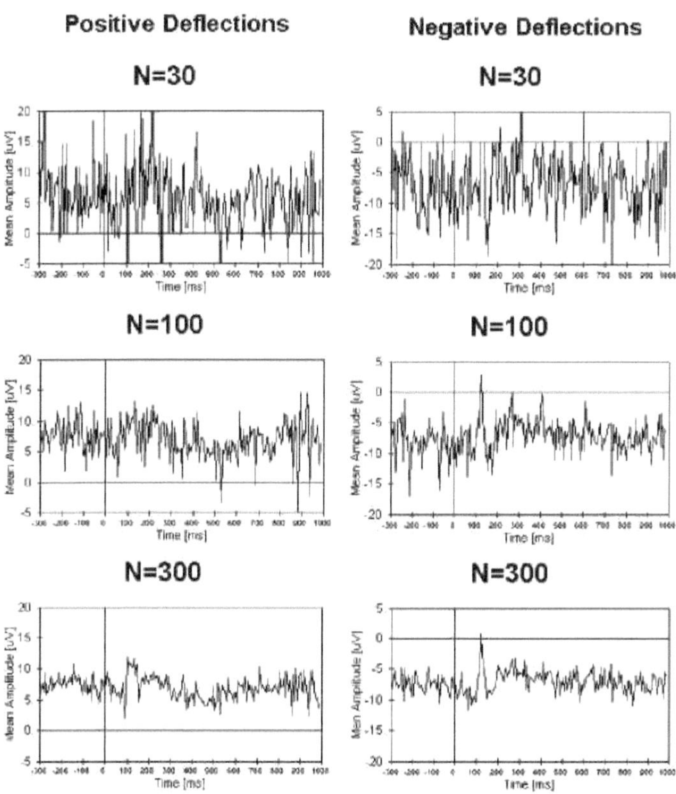

A
Time Distribution of the Positive Deflections
6 Sessions - Subject SB - Electrode Oz
80
60
40
20
0
-20
Number of Deflections
VEP [uV]
-300
-100
100
300
500
700
900
Stimulus
Time [ms]
— VEP

B
Time Distribution of the Negative Deflections
6 Sessions - Subject SB - Electrode Oz
80
60
40
20
0
-20
Number of Deflections
VEP [uV]
-300
-100
100
300
500
700
900
Stimulus
Time [ms]
— VEP

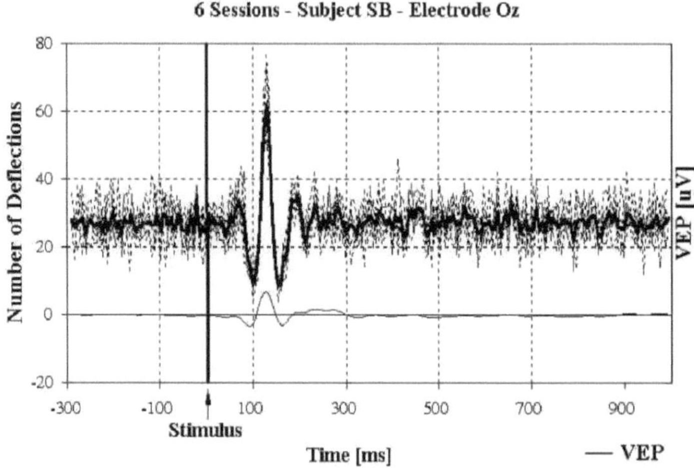

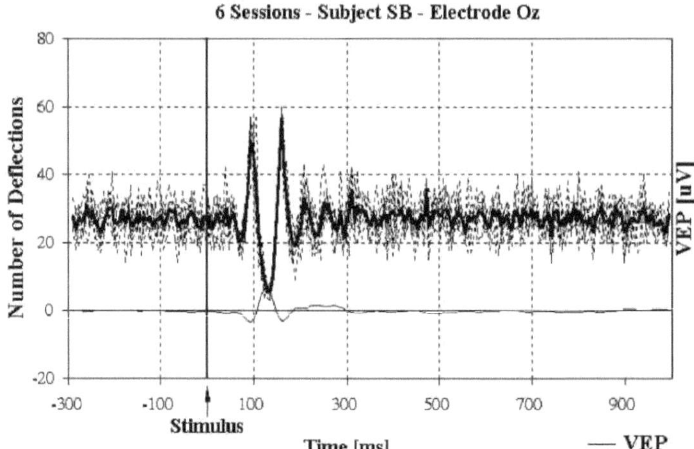

80

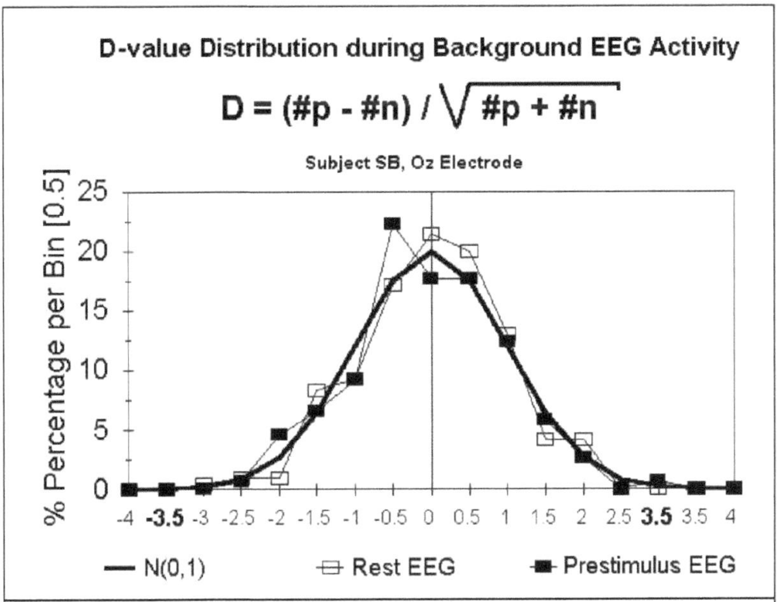

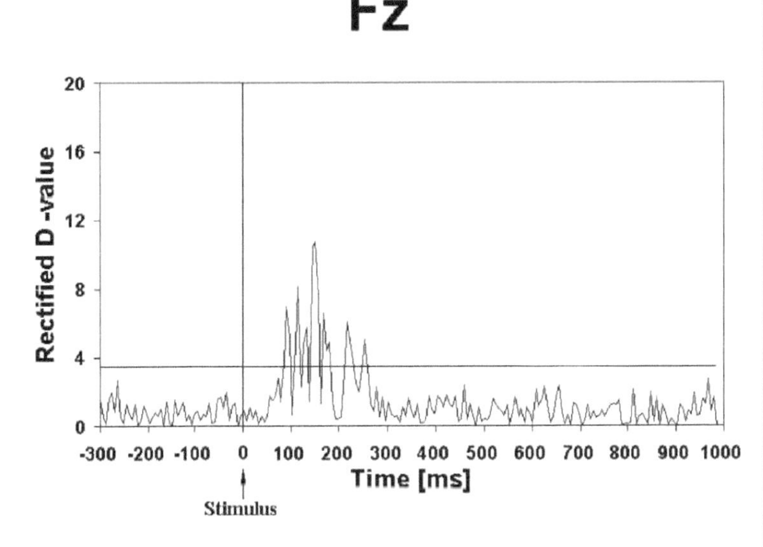

D-value Distribution during Background EEG Activity
D = (#p - #n) / √(#p + #n)
Subject SB, Oz Electrode
% Percentage per Bin [0.5]
25
20
15
10
5
0
-4 -3.5 -3 -2.5 -2 -1.5 -1 -0.5 0 0.5 1 1.5 2 2.5 3.5 3.5 4
N(0,1)
Rest EEG
Prestimulus EEG
Fz
Rectified D-value
20
16
12
8
4
0
-300 -200 -100 0 100 200 300 400 500 600 700 800 900 1000
Time [ms]
Stimulus

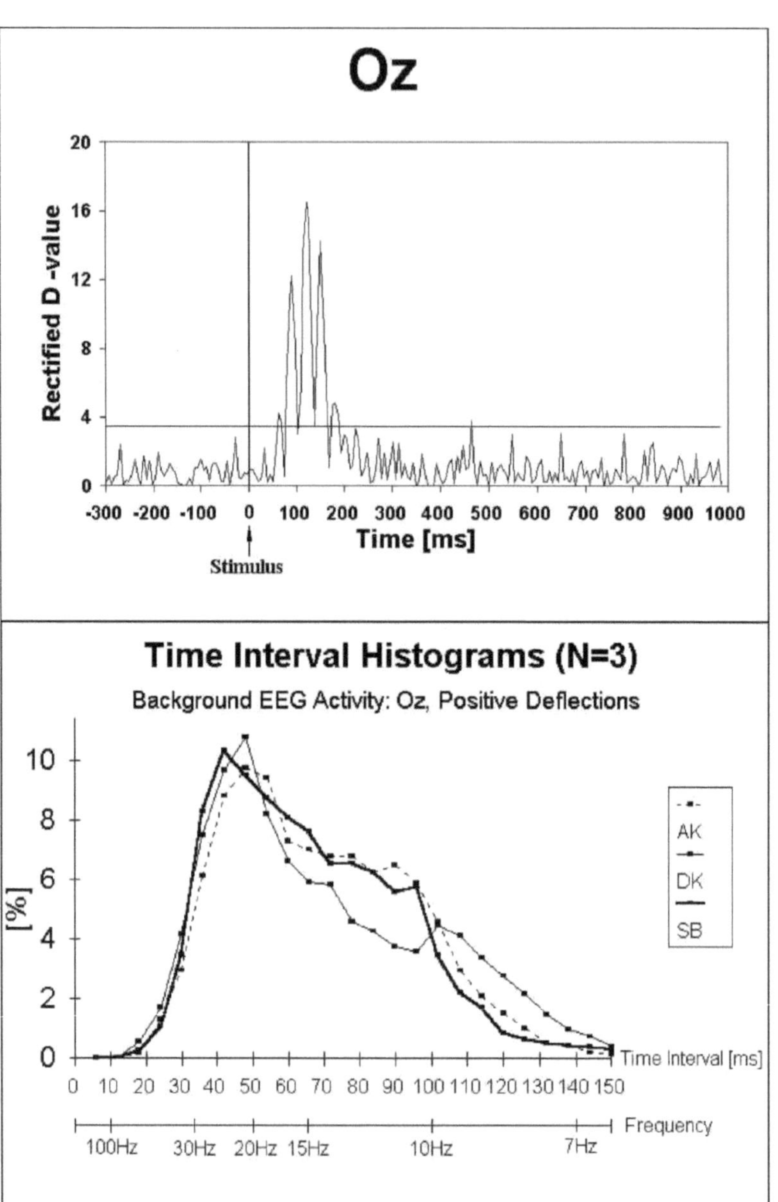

Oz
Rectified D -value
20
16
12
8
4
0
-300 -200 -100 0 100 200 300 400 500 600 700 800 900 1000
Time [ms]
Stimulus
Time Interval Histograms (N=3)
Background EEG Activity: Oz, Positive Deflections
[%]
10
8
6
4
2
0
0 10 20 30 40 50 60 70 80 90 100 110 120 130 140 150
Time Interval [ms]
AK
DK
SB
Frequency
100Hz 30Hz 20Hz 15Hz 10Hz 7Hz

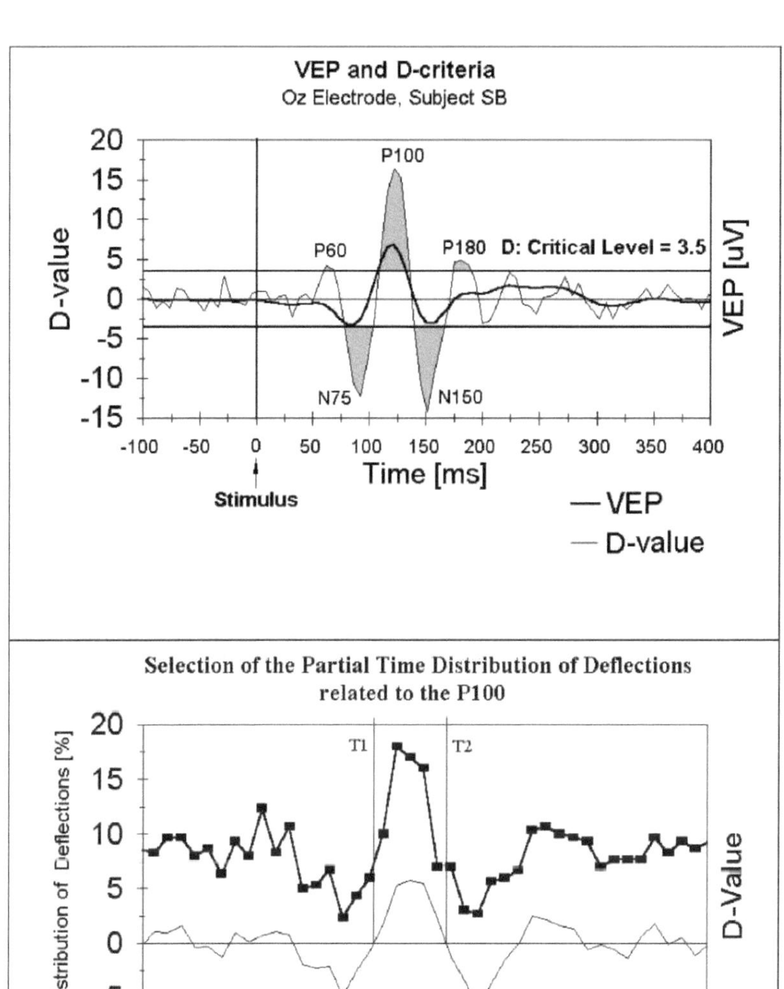

VEP and D-criteria
Oz Electrode, Subject SB
20
15
10
5
0
-5
-10
-15
D-value
P100
P60
P180   D: Critical Level = 3.5
N75
N150
-100 -50 0 50 100 150 200 250 300 350 400
Time [ms]
Stimulus
VEP [uV]
— VEP
— D-value

Selection of the Partial Time Distribution of Deflections
related to the P100
20
15
10
5
0
-5
-10
Time Distribution of Deflections [%]
T1
T2
0 25 50 75 100 125 150 175 200 225 250
Time [ms]
D-Value

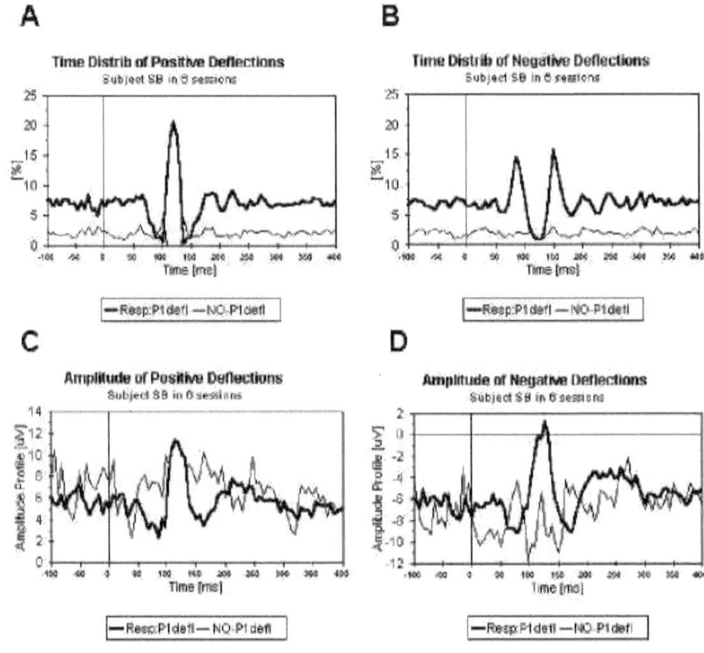

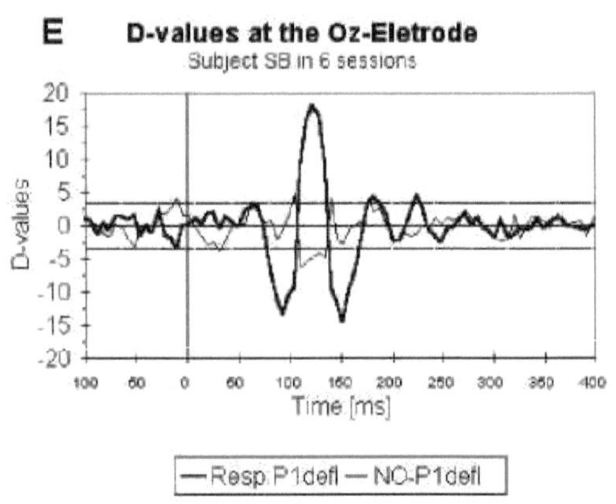

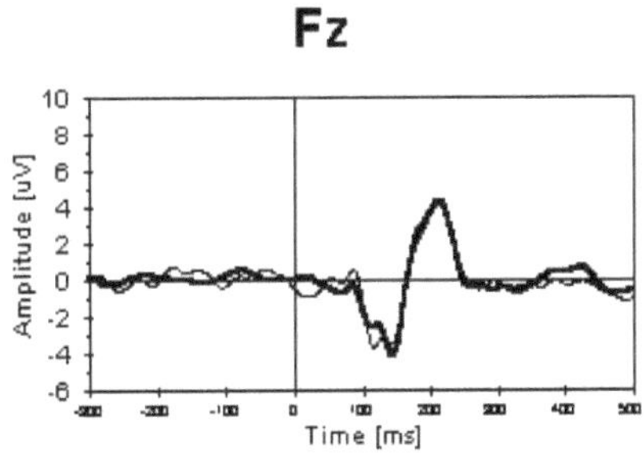

Fz
Amplitude [uV]
Time [ms]

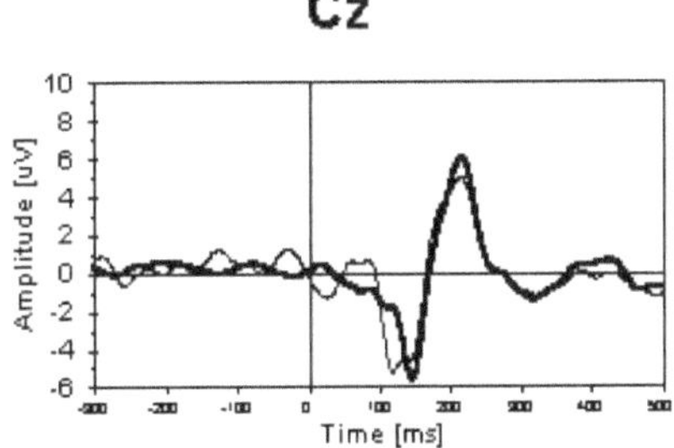

Cz
Amplitude [uV]
Time [ms]

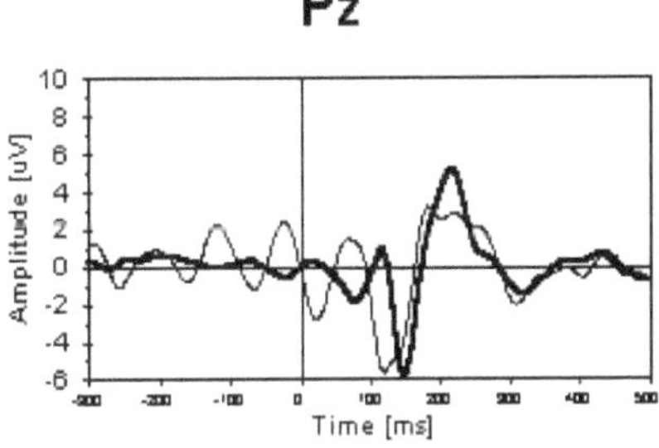

Pz
Amplitude [uV]
Time [ms]

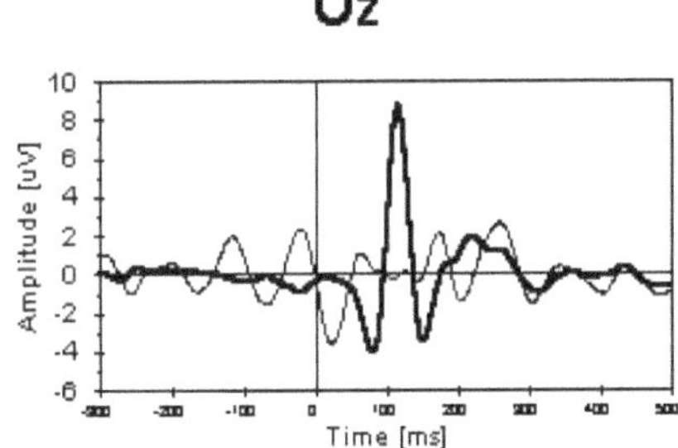

Oz
Amplitude [uV]
Time [ms]

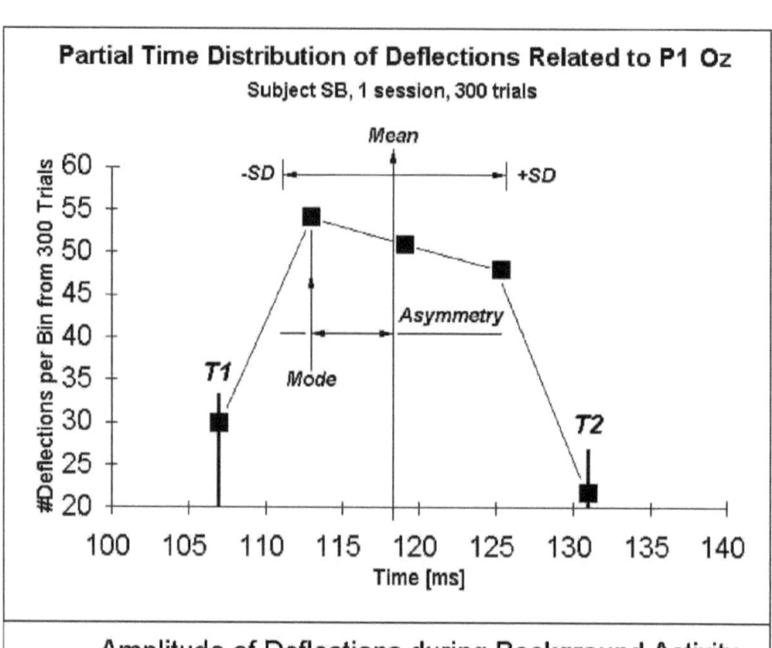

Partial Time Distribution of Deflections Related to P1 Oz
Subject SB, 1 session, 300 trials
Mean
-SD
+SD
#Deflections per Bin from 300 Trials
60
55
50
45
40
35
30
25
20
Asymmetry
T1
Mode
T2
100 105 110 115 120 125 130 135 140
Time [ms]

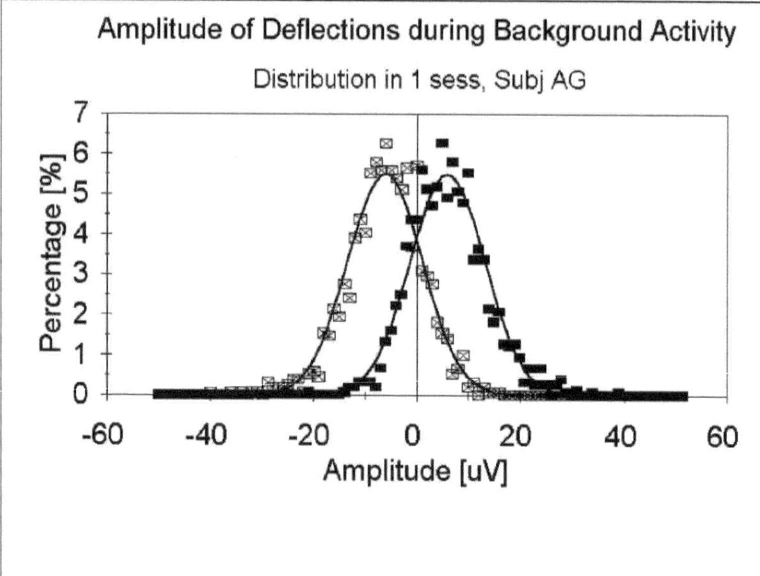

Amplitude of Deflections during Background Activity
Distribution in 1 sess, Subj AG
Percentage [%]
7
6
5
4
3
2
1
0
-60 -40 -20 0 20 40 60
Amplitude [uV]

VEP, Positive and Negative Amplitude Profiles and Critical Levels

Subject SB in 6 sessions

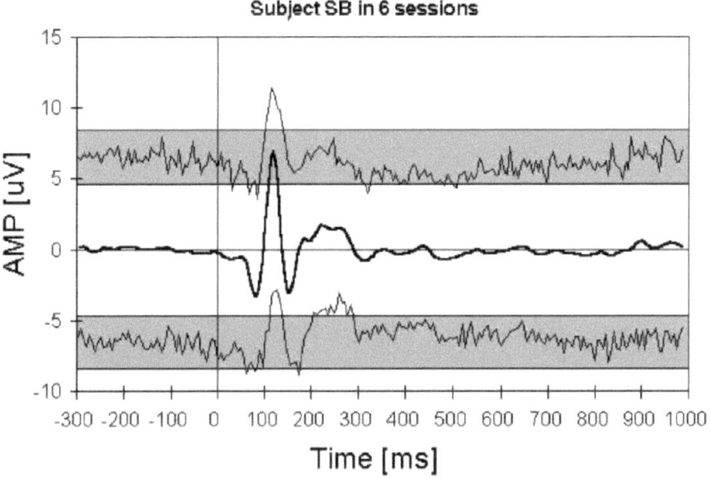

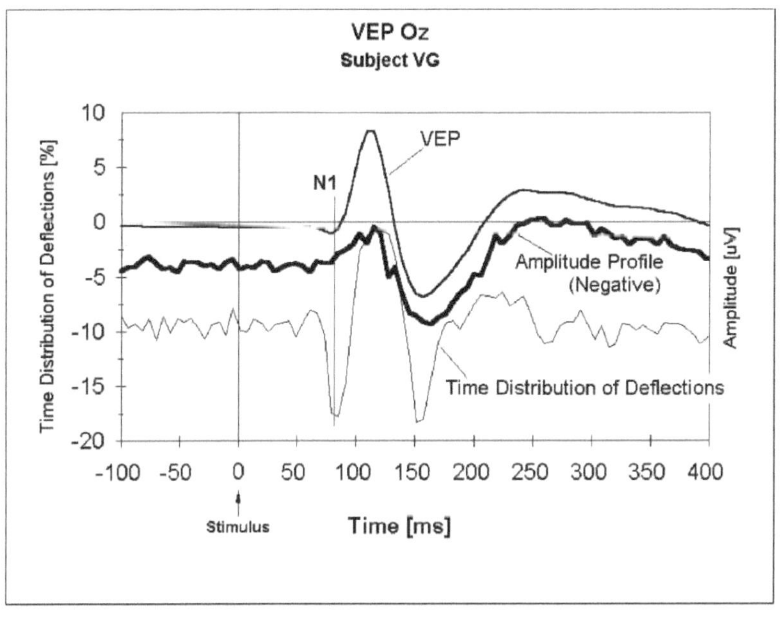

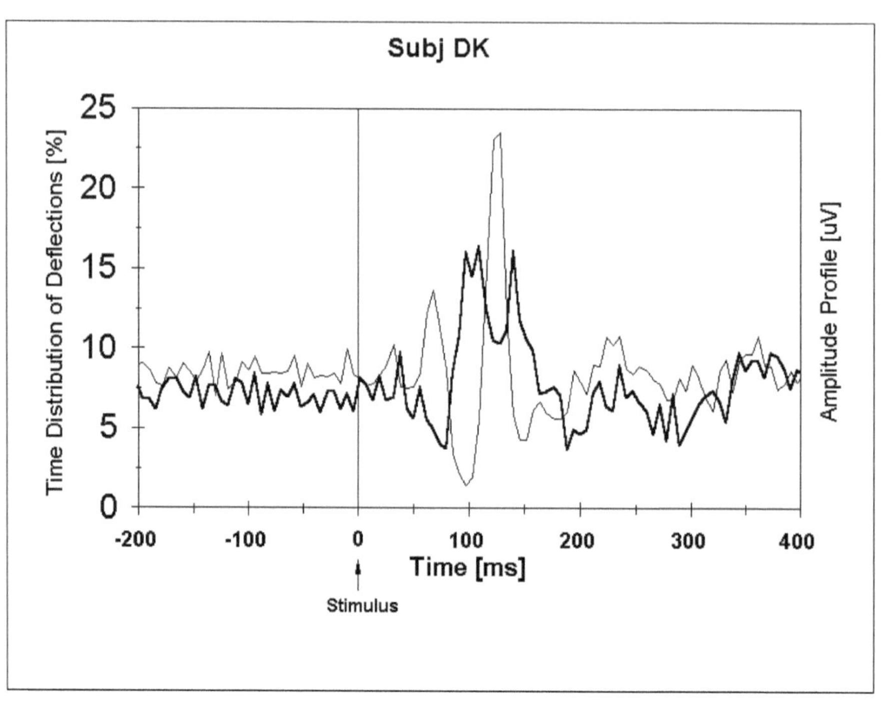

Subj DK
Time Distribution of Deflections [%]
Amplitude Profile [uV]
25
20
15
10
5
0
-200
-100
0
100
200
300
400
Time [ms]
Stimulus

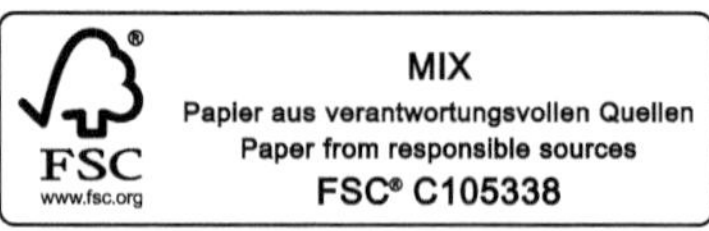